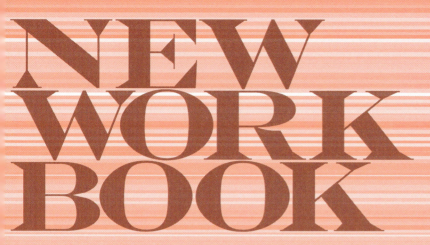

ニューワークブック

新訂版
基礎看護

看護概論／基礎看護技術／
臨床看護概論

牧野由加里
人間総合科学大学保健医療学部看護学科

永岡由紀子
大宮医師会立大宮准看護学校

サイオ出版

は じ め に

准看護師試験基準

　准看護師試験の問題数は、150問とされ科目ごとの問題数は次のように決まっています。

　①人体の仕組みと働き：9問、②食生活と栄養：3問、③薬物と看護：3問、④疾病の成り立ち：6問、⑤感染と予防：3問、⑥看護と倫理：2問、⑦患者の心理：3問、⑧保健医療福祉の仕組み：2問、⑨看護と法律：2問、⑩**基礎看護：43問**、⑪成人看護：36問、⑫老年看護：14問、⑬母子看護：12問、⑭精神看護：12問

　試験時間は1問につき1分程度で、出題形式は、客観式（四肢択一）となっています。

　また、合格判定の基準は、各合格者の得点がいずれも満点の100分の60を下回らない（90問以上の正解が必要）と決められています。

出題内容

＜看護概論＞

　医療における看護の役割・位置づけについての基本的な知識が問われます。

・健康の概念、看護の概念や定義、看護理論（人物・著書・キーワードの組み合わせや、看護理論の内容）、看護の対象、発達段階、マズローの基本的欲求、プライマリ・ヘルスケア（アルマ・アタ宣言）、疾病予防、准看護師の業務・役割、医療安全、看護の歴史（看護法規の制定など）

＜基礎看護技術＞

　看護実践の基礎となる知識が問われます。全国どのブロックにおいて、43問中23～30問がこの科目からの出題されています。

・コミュニケーション、観察・バイタルサイン、記録・報告、看護過程、姿勢や動作、安全・安楽、日常生活援助の看護技術、診療に伴う援助技術

＜臨床看護概論＞

　患者の経過や状態に応じた看護、治療や処置に伴う看護を行うための基礎的知識が問われます。とくに臨地実習に向けての際に十分に学習し、臨地実習でしっかりと身につけましょう。実習の場において、意識して実際に見たり体験したことは、必ず自分のなかに残るものです。

・健康障害の経過に伴う看護、主な症状に対する看護、治療・処置に伴う看護、継続看護と退院計画

本書の使い方

　本書は、「基礎看護」として「看護概論」「基礎看護技術」「臨床看護概論」について、それぞれの要点をまとめたものです。とくに重要な語句を赤字としてあり、赤シート（チェックシート）を乗せると四角で囲まれた文字が消えるので、穴埋め式問題集としても活用できます。

　全科目を学習することはもちろんですが、出題数の多い科目については重点的に、何度も何度も繰り返し学習することが望まれます。

　過去問題は、2018年2月に実施された准看護師試験問題のなかから各ブロックから選択し掲載しています。各出題文の用字用語は統一せず、記述も原文どおりにしました。

ブロック1：北海道、**青森県**、岩手県、宮城県、秋田県、山形県、福島県
ブロック2：栃木県、群馬県、**埼玉県**、新潟県、長野県、山梨県
ブロック3：千葉県、富山県、石川県、福井県、**岐阜県**、静岡県、愛知県、三重県、奈良県
ブロック4：茨城県、東京都、神奈川県、滋賀県、京都府、大阪府、兵庫県、和歌山県、徳島県（**関西広域連合**）
ブロック5：島根県、鳥取県、岡山県、広島県、**山口県**、香川県、愛媛県、高知県
ブロック6：福岡県、**佐賀県**、長崎県、熊本県、大分県、宮崎県、鹿児島県、沖縄県

目次

はじめに ……3

第1章 看護概論

1 「看護」とは何か ……牧野由加里 ……8

1 看護の概念 ……8
2 看護の対象 ……9
3 健康と看護 ……12
4 社会と看護 ……14
5 職業としての看護 ……16
6 看護の変遷(看護史) ……19
過去問題 ……21

第2章 基礎看護技術

1 基本となる看護技術 ……永岡由紀子 ……32

1 コミュニケーション ……32
2 観察 ……32
3 バイタルサイン ……33
4 記録・報告 ……38
5 看護過程 ……40
6 姿勢・動作 ……41
7 安全・安楽 ……43
過去問題 ……45

2 日常生活援助の看護技術 ……永岡由紀子 ……52

1 環境調整の援助 ……52
2 移動(移送・輸送)の援助 ……53
3 衣生活の援助 ……55
4 睡眠と休息の援助 ……56
5 清潔の援助 ……57
6 褥瘡の予防 ……59
7 栄養と食生活の援助 ……60
8 排泄の援助 ……61
過去問題 ……63

3 診療に伴う看護技術 ……牧野由加里 ……70

1 診察の介助 ……70
2 身体の計測 ……70
3 検査の介助 ……71
4 診療用具とその取り扱い ……73
5 滅菌・消毒と感染予防 ……73
6 与薬 ……77
7 輸血 ……79
8 吸入 ……79
9 経管栄養法 ……82
10 中心静脈栄養法 ……82
11 罨法 ……83
12 浣腸 ……84
13 導尿 ……84
14 吸引 ……85
15 包帯法 ……86
16 穿刺 ……87
17 胃洗浄 ……88
過去問題 ……90

第3章 臨床看護概論

1 健康障害の経過に伴う看護 ……………… 牧野由加里 ……… 108
1 健康障害の経過と看護………108
2 急性期にある患者の看護………108
3 回復期・リハビリテーション期にある患者の看護………108
4 慢性期にある患者の看護………109
5 終末期にある患者の看護………110
6 看取りの援助(危篤期〜死への援助)………110
過去問題 ……………………………………………………112

2 主な症状に対する看護 ……………………… 牧野由加里 ……… 115
1 貧血のある患者の看護………115
2 出血傾向のある患者の看護………116
3 ショック状態の患者の看護………117
4 咳嗽・喀痰のある患者の看護………118
5 呼吸困難のある患者の看護………120
6 悪心・嘔吐のある患者の看護………121
7 嚥下困難のある患者の看護………122
8 排尿障害のある患者の看護………124
9 排便障害のある患者の看護………126
10 黄疸のある患者の看護………127
11 脱水のある患者の看護………128
12 浮腫のある患者の看護………130
13 発熱のある患者の看護………131
14 痛みのある患者の看護………132
15 感覚障害のある患者の看護………133
16 意識障害のある患者の看護………134
17 不安・抑うつのある患者の看護………135
過去問題 ……………………………………………………138

3 治療・処置に伴う看護 ……………………… 牧野由加里 ……… 145
1 安静療法を受ける患者の看護………145
2 食事療法を受ける患者の看護………145
3 薬物療法を受ける患者の看護………146
4 輸液療法を受ける患者の看護………147
5 放射線療法を受ける患者の看護………148
6 手術療法を受ける患者の看護………148
7 精神療法を受ける患者の看護………149
8 臨床検査を受ける患者の看護………149
9 救急処置を受ける患者の看護………150
10 ICUの看護………151
過去問題 ……………………………………………………152

4 継続看護 ………………………………………… 牧野由加里 ……… 156
過去問題 ……………………………………………………159

さくいん ……………………………………………………160

第1章

看護概論

1 「看護」とは何か

1 「看護」とは何か

1 看護の概念

●看護とは

看護とは、広義には 人々の生活 のなかで営まれるケア、すなわち家庭や近隣における乳幼児、傷病者、高齢者や虚弱者等への世話等を含むものをいう。狭義には保健師助産師看護師法に定められるところにのっとり、免許交付を受けた看護職による、保健医療福祉の さまざまな場 で行われる 実践 をいう[1]。

看護は、あらゆる年代の 個人 、 家族 、 集団 、 地域社会 を対象とし、 健康の保持増進 、 疾病の予防 、 健康の回復 、 苦痛の緩和 を行い、生涯を通してその最期まで、 その人らしく 生を全うできるように援助を行うことを目的としている[2]。

国際看護師協会(ICN)は、看護師の倫理綱領の前文において「看護師には4つの基本的責任がある。すなわち、 健康を増進し 、 疾病を予防し 、 健康を回復 、 苦痛を緩和 することである。看護のニーズはあらゆる人々に 普遍的 である」「看護には、文化的権利、 生存と選択の権利 、 尊厳を保つ権利 、そして敬意のこもった対応を受ける権利などの 人権を尊重 することが、その本質として備わっている。看護ケアは、年齢、皮膚の色、信条、文化、障害や疾病、ジェンダー、性的指向、国籍、政治、人種、社会的地位を尊重するものであり、これらを理由に 制約されるものではない 」としている[3]。

●看護理論

フローレンス・ナイチンゲールは、著書 『看護覚え書き』 のなかで看護とは「患者の 生命力の消耗 を最小にするように整えること」と記している。

ヴァージニア・ヘンダーソンは著書 『看護の基本となるもの』 のなかで、 14項目の基本的ニード について述べている(図1-1参照)。

ドロセア・E. オレムは『オレム看護論』をまとめ、 セルフケア を「個人が生命、健康、安寧を維持するうえで 自分自身 で開始し、遂行する諸活動の実践である」と定義している。

シスター・カリスタ・ロイは、看護の対象である人間を 適応 と システム という視点から説明している ロイ適応モデル 。

マーサ・E. ロジャーズは、提唱された、生物の変化進展を説明する原理として ホメオダイナミクス を提唱し、統一体としての人間が、環境との関係におい

て、ホメオダイナミクスのパターンにしたがって十分に展開していくことを手助けすることが、看護であるとしている。

ヒルデガード・E. ペプロウは『人間関係の看護論』を記し、看護を人間関係のプロセスだと考え、患者に対する1回きりの援助は看護ではなく、看護は継続して行われることで形をなすものだとした。

ジョイス・トラベルビーは、『人間対人間の看護』を著した。その理論は、人間対人間の関係を成立させる段階として、出会い、同一性の出現、共感、同感の次にラ・ポールが形成されるとしている。ラ・ポールとは、看護師・患者間にある人間としての相互信頼の関係をいう。

パトリシア・ベナーは、ドレイファスモデルをもとにし、看護師が初心者から熟練した看護師に成長していくまで、どのようなプロセスを踏んでいくのかを考え、次の5段階で表している。初心者(novice)、新人(advanced beginner)、一人前(competent)、中堅(proficient)、達人(expert)。看護学生は初心者(novice)である。

2 看護の対象

●基本的ニード

マズローは「すべての人間には生まれつき備わっている本能的なニーズがある」と考え、基本的欲求段階論を提唱した。基本的欲求は、最も基本的欲求から上位の要求の順に、生理的欲求、安全の欲求、所属と愛情の欲求、承認の欲求、自己実現の欲求である（図1-1）。

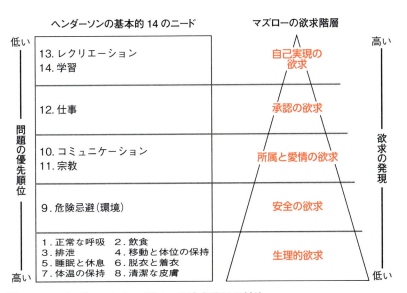

図1-1 ヘンダーソンとマズローの欲求階層の対比

●成長と発達

人の成長・発達の特質は、身体機能の発達・成熟に伴い、情緒的、認知的、行動的、社会的、道徳的発達も促進・成熟していくことである。

フロイトの精神分析理論による発達の段階には、口唇期（０〜１歳半）、肛門期（１歳半〜４歳）、男根期（２〜５歳）、潜在期（６〜12歳）、成熟期─性器期がある。

エリクソンは、成長を自我同一性の獲得であると考え、自分の存在意義にかかわる問いに対し、自分自身を形成していく青年期において、獲得されるべき心理社会的課題でもあるとした。

エリクソンによる心理社会的発達の段階は、以下の８段階である（図1-2）。

第１段階：基本的信頼 対 基本的不信（乳児期）、第２段階：自律性 対 恥・疑惑（幼児前期）、第３段階：自発性 対 罪悪感（幼児後期）、第４段階：勤勉性 対 劣等感（児童期）、第５段階：同一性 対 同一性拡散（思春期・青年期）、第６段階：親密性 対 孤立（成人期〜老人期）、第７段階：生殖性 対 停滞（青年期〜老年期）、第８段階：統合 対 絶望・嫌悪（成年期〜老年期）

ハヴィガーストは、「人間の発達課題と教育」で各段階の発達課題を明らかにするために人生を６つの時期に区分した。

乳幼児期 歩行の学習、固形の食物をとることの学習、話すことの学習
排泄習慣の自立
生理的安定の獲得、など

学童期 身体的技能の学習
友だちと仲よくすることの学習
読み、書き、計算の基礎的技能の発達、日常生活に必要な概念の発達
自立的な人間形成 など

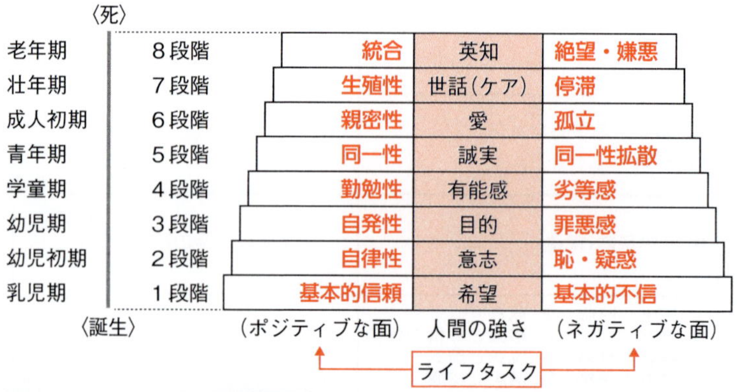

〈死〉		ポジティブな面	人間の強さ	ネガティブな面
老年期	8段階	統合	英知	絶望・嫌悪
壮年期	7段階	生殖性	世話（ケア）	停滞
成人初期	6段階	親密性	愛	孤立
青年期	5段階	同一性	誠実	同一性拡散
学童期	4段階	勤勉性	有能感	劣等感
幼児期	3段階	自発性	目的	罪悪感
幼児初期	2段階	自律性	意志	恥・疑惑
乳児期	1段階	基本的信頼	希望	基本的不信

〈誕生〉 （ポジティブな面） 人間の強さ （ネガティブな面）

ライフタスク

図1-2 エリクソンの発達段階
（岡堂哲雄：心理学－ヒューマンサイエンス、p.125、金子書房、1985より改変）

青年期	同年齢の男女両性との関係を学ぶ
	市民的資質に必要な知的技能と概念を発達させる
	社会的に責任のある行動を求め、それを成し遂げる　など
壮年初期	配偶者の選択
	子どもの養育、家庭の管理
	就職
	市民的責任の負担　など
中年期	市民的社会的責任の達成
	一定の経済的生活水準の確立と維持
	中年期の生理的変化を理解し、適応する　など
老年期	肉体的な強さと健康の衰退に適応する
	配偶者の死に適応する
	肉体的生活を満足に送れるよう準備態勢を確立する　など

●環境の変化とその対応力

ホメオスタシスとは、恒常性持機能 のことで、あらゆる環境の変化・刺激に対して、常に身体内部機能を常に 一定 にしようとする状態である。

セリエは、外界からのあらゆる要求に対する生体の非特異的な反応を ストレス と定義し、ストレスを引き起こす生体に加えられる 外部からの刺激・環境因子 をストレッサーと表現した。ストレッサーは、外的 ストレッサー（物理的ストレッサー・社会的ストレッサー）、内的 ストレッサー（生物的・身体的ストレッサー、心理的・情緒的ストレッサー）に分けられる。

セリエによるストレスの反応モデルでは、ストレス反応は、警告反応期（ショック相・反ショック相）、抵抗期、疲憊期 に分けられる。

ラルザスは、「コーピングとはストレッサーを処理しようとして意識的に行われる思考および行動の認知的努力」であるとしている。ストレスコーピングの様式には 情動焦点型 、問題焦点型 、ストレス解消型 がある。

ヒトの防衛機能には 逃避 、退行 、抑圧 、置き換え 、反動形成 、投射 、合理化 、同一視 、補償 、昇華 などがある。

フィンクは、ストレスを解決するために十分なコーピング・レパートリーがないときに危機に陥るととらえ、危機モデルとして ①衝撃 、②防御的退行 、③承認 、④適応 の4階で示した。

E.キューブラー・ロスは、死を迎える人の心理を ①否認と孤独 、②怒り 、③取り引き 、④抑うつ 、⑤受容 の5段階に分けた（図1-3）。

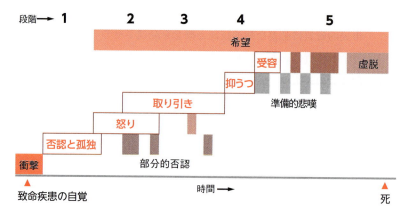

図1-3　死の受容過程の諸段階
(E.キューブラー・ロス著、鈴木晶訳：死ぬ瞬間－死とその過程について、完全新訳改定版、p.374、読売新聞社、1985より改変)

3　健康と看護

●日本国憲法

　日本国憲法では、「すべて国民は、個人として尊重される。生命、自由及び幸福追求に対する国民の権利については、公共の福祉に反しない限り、立法その他の国政の上で、最大の尊重を必要とする」(13条)、あるいは、「すべて国民は、健康で文化的な最低限度の生活を営む権利を有する」(25条1項)と規定され、健康に生きる権利がうたわれている。

●WHO (世界保健機構)

　WHOでは、「健康とは、単に疾病がない、あるいは虚弱でないということではなく、身体的、精神的および社会的にも、完全に良好な状態である」とされている。

●アルマ・アタ宣言

　アルマ・アタ宣言は、1978年、カザフスタン共和国のアルマ・アタにおいて、プライマリヘルスケア（PHC）について出された宣言である。「PHCとは、実践的で、科学的に有効で、社会に受容されうる手段と技術に基づいた、欠くことのできない保健活動のことである。PHCは国家の保健システムの中心的機能と主要な部分を構成するが、保健システムだけではなく、地域社会の全体的な社会経済開発の一部でもある。PHCは、国家保健システムと個人、家族、地域社会とが最初に接するレベルであって、人々が生活し労働する場所になるべく近接して保険サービスを提供する。継続的な保健活動の家庭の第一段階を構成する[4]。

●オタワ憲章

オタワ憲章 は、1986年、カナダの オタワ において開催された第1回ヘルスプロモーション世界会議の成果としてまとめられた。ヘルスプロモーションは、「自らの健康を決定づける要因を、自らよりよくコントロールできるようにしていくこと 」と定義し、健康とは「……日々の暮らしの資源の一つであり、生きるための目的ではない 」としている。健康の改善に必要な条件を 平和 、シェルター(住居)、教育 、食料 、収入 、安定した生態系 、持続可能な資源 、社会正義 、公平 としている[5]。

●国際生活機能分類

国際生活機能分類 (ICF :International Classification of Functioning, Disability and Health)」は、2001年5月にWHO総会で採択された。

ICFは、人間の あらゆる健康状態に関係した生活機能状態 から、その人をとりまく 社会制度 や 社会資源 までをアルファベットと数字を組み合わせた方式で分類し、記述・表現をしようとするもの。最も大きな特徴は、単に心身機能の障害による生活機能の障害を分類するという考え方でなく、活動や社会参加 、とくに環境因子に大きく光を当てていこう とする点である。人間の生活機能と障害について、心身機能・身体構造 、活動と参加 、それに影響を及ぼす 環境因子 についてに分類している[6]。

●QOL

QOL は、quality of life の略で、日本語では 人生の質 、生活の質 あるいは 人生・生活の質 と訳される。個人が感じている人生や生活における幸福感や満足感の指標であり、その 基準は個人のもつ価値観や人生観 である。高度医療を受けるか否か、延命処置を受けるか否かという判断については、医師のみが判断するという従来の在り方から、その人個人のQOLに照らし合わせ、本人やその代理となる人々が決定するという考え方になっている。

●疾病の予防

疾病の予防は、一次予防 、二次予防 、三次予防 に分けられる。

一次予防 ： 疾病の発生を未然に防ぐこと 。健康増進と特異的一次予防とに分けられる。

健康増進 ：栄養、運動、睡眠、ストレス、喫煙、飲酒など健康に関連する生活習慣に配慮することにより、病気に罹患しにくい心身をつくろうとすること。

特異的一次予防 ：予防接種や職場の作業環境や作業方法改善などにより、疾病発

生を防ぐこと。

二次予防：発生した疾病に対して自覚症状が出る前に、健康診査などにより疾病を 発見 し、早期に治療 しようとすること。

三次予防：病気の進展を防いだり 、合併症の発生を防いだり するもの。リハビリテーション は各種機能障害の発生を防ぐということから三次予防である。

4 社会と看護

プライマリヘルスケア(PHC) は、アルマ・アタ宣言にて、「科学的に有効でかつ社会的に受容できるやり方や技術に基づく必要不可欠なヘルスケアである。自立と自決の精神にのっとり、コミュニティや国がその発展の度合いに応じ負担できる費用の範囲内で、コミュニティの中の個人や家族があまねく享受できるよう、十分な住民参加のもとで実施されるものである」と定義された[7]。

PHCの 基本的活動項目 は、健康教育 、水供給と生活環境 、栄養改善 、母子保健と家族計画 、予防接種 、感染症対策 、簡単な病気やケガの手当 、基本医薬品の供給 の8つである[6]。

PHC充実のための活動項目は、女性福祉 、障害者対策 、精神保健 、高齢者保健 、歯科保健(Dental Health) 、環境保健と環境汚染 の6つである[7]。

●健康を守る仕組み

保健所 は、地域保健法 で規定されている施設で、都道府県保健所は、広域的、専門的、技術的援助を行うとともに、市町村の保健サービスが円滑に行える ように支援する。医療監視 や、公共の医療事業の向上・改善や、伝染病の予防 の他、人口動態統計などの調査・分析や統計業務も行う。医師、保健師、歯科医師、看護師、薬剤師、獣医師などが配置され、所長は原則として 医師 でなければならない。

市町村保健センター は、住民に対し、健康相談、保健指導および健康診査等、市町村が実施主体となっている 地域保健の対人保健サービス を 総合的 に行う。地域における 母子保健 や 老人保健 の拠点となっていて、地域に住む住人の健康づくりの場とされている。住民に身近な施設である。主に保健師が配置されている。

市町村 は 健康増進法 の定めにより、がん検診 、健康手帳の交付、健康相談、後期高齢者の保健指導 などを実施している。

高齢者の医療の確保に関する法律 の定めにより、医療保険者は 特定健康診査 、特定保健指導 、後期高齢者広域連合は 後期高齢者健康診査 を実施している。

14

●保健医療福祉の場

医療法では、病院は「20人以上の患者を入院させるための施設を有するもの」、診療所は「患者を入院させる施設を有しないものまたは19人以下の患者を入院させるための施設を有するもの」としている。

医療法第2条で、「助産所とは、助産師が公衆または特定多数人のためその業務（病院または診療所において行うものを除く）を行う場所をいう」、「助産所は、妊婦、産婦、または褥婦10人以上の入所施設を有してはならない」と規定されている。

福祉サービスの提供には行政、事業者だけではなく、町内会や隣近所の個人で行われる互助、共助も含まれる。

●健康増進法

2003（平成14）年に制定された健康増進法の目的は、国民の健康の増進の総合的な推進に関し基本的な事項を定めるとともに、国民の健康の増進を図るための措置を講じ、国民保健の向上を図る、ことである。

健康増進法に基づき2004（平成15）年に告示された国民の健康の増進の総合的な推進を図るための基本的な方針は、国民の健康の増進の推進に関する基本的な方向や国民の健康の増進の目標に関する事項等を定めたもの（健康日本21）。2012（平成24）年には改正された〔健康日本21（第2次）〕。

健康日本21（第2次）は、21世紀のわが国において少子高齢化や疾病構造の変化が進むなかで、生活習慣および社会環境の改善を通じて、子どもから高齢者まですべての国民がともに支え合いながら希望や生きがいをもち、ライフステージに応じて、健やかで心豊かに生活できる活力ある社会を実現し、その結果、社会保障制度が持続可能なものとなるよう、国民の健康の増進の総合的な推進を図るための基本的な事項である。

> 健康日本21（第2次）国民の健康の増進の推進に関する基本的な方向
> ・健康寿命の延伸と健康格差の縮小
> ・生活習慣病の発症予防と重症化予防の徹底
> ・社会生活を営むために必要な機能の維持及び向上
> ・健康を支え、守るための社会環境の整備
> ・栄養・食生活、身体活動・運動、休養、飲酒、喫煙及び歯・口腔の健康に関する生活習慣および社会環境の改善

●生活習慣病

生活習慣病とは、食習慣、運動習慣、休養、喫煙、飲酒などの生活習慣が、

その発症・進行に関与する疾患群であり、がん、脳卒中、循環器疾患、糖尿病および慢性閉塞性肺疾患（COPD）などがある。

生活習慣にかかわる要素として、栄養 、運動 、休養 、たばこ 、アルコール がある。

生活習慣病を予防し、健やかな生活を送るために 適度な運動 、適切な食生活 、禁煙 が提唱されている。

●地域包括ケアシステム

地域包括ケアシステム とは、高齢者が、重度な要介護状態となっても住み慣れた地域で自分らしい暮らしを人生の最後まで続けることができる よう、住まい・医療・介護・予防・生活支援が 一体的に提供されるシステム のこと。おおむね30分以内に必要なサービスが提供される日常生活圏を単位として想定している。

認知症高齢者の増加が見込まれており、認知症高齢者の生活を支える ことも地域包括ケアの重要な役割となる。

地域包括支援センター とは、地域の高齢者の総合相談、権利擁護や地域の支援体制づくり、介護予防の必要な援助などを行い、高齢者の保健医療の向上及び福祉の増進を包括的に支援することを目的として 市町村 が設置している、地域包括ケア実現に向けた 中核的 な機関のことである。

地域包括ケアシステムの成立のためには、自助 、互助 、共助 、公助 の連携が必要である。

地域包括ケア病棟 とは、在宅復帰を目標にして、患者が 自宅に帰れる ように支援していくための病棟のことをいう。地域包括ケア病棟 へ入院する患者は、自宅へ戻ることが前提である。設置基準は、専任の在宅復帰支援担当者が1名以上、常勤のPTまたはOT、STが1名以上、リハビリが必要な患者に1日2単位以上提供、在宅療養支援病院、在宅療養後方支援病院、第二次救急医療機関、症例に基づき認定された救急病院のうちいずれかであること、などである。

5 職業としての看護

●看護と法

保健師助産師看護師法 は、1948（昭和23）年に公布され、保健師、助産師、看護師、准看護師の 定義 と 免許 、試験 、刑罰 などの看護を実践するうえで基本となる法的規定や資格を定めている。1951（昭和26） 年には保健師助産師看護師法が改正され、准看護師制度 が導入された。

保健師助産師看護師法において、准看護師とは、都道府県知事 の免許を受けて、医師、歯科医師または看護師 の指示を受け、傷病者若しくは褥婦に対する 療

養上の世話 または 診療の補助 を行うことを業とする者をいう。

●看護職者の欠格事項

准看護師の 欠格事由 は、罰金以上の刑 に処せられた者、保健師、助産師、看護師または准看護師の 業務に関し犯罪または不正の行為があった者 、心身の障害 により保健師、助産師、看護師または准看護師の業務を適正に行うことができない者として厚生労働省令で定めるもの、麻薬、大麻またはあへんの中毒者 である。

准看護師が欠格事由のいずれかに該当するに至ったとき、または准看護師としての品位を損するような行為のあつたときは、都道府県知事は、その 免許を取り消し 、または期間を定めてその 業務の停止 を命ずることができる。

都道府県知事は、処分を受けた准看護師または准看護師の再免許を受けようとする者に対し、准看護師としての倫理の保持または准看護師として必要な知識および技能に関する 研修（准看護師再教育研修） を受けるよう命ずることができる。

●業務独占と義務

助産師・看護師・准看護師は 業務独占・名称独占 であり、保健師は 名称独占 である。

保健師、看護師または准看護師は、正当な理由がなく、その業務上知り得た人の 秘密 を漏らしてはならない。保健師、看護師または准看護師でなくなった後においても、同様 とする。

業務に従事する保健師、助産師、看護師または准看護師は、2年 ごとの年の12月31日現在における氏名、住所その他厚生労働省令で定める事項を、当該年の翌年1月15日までに、就業地の 都道府県知事 に届け出ることが義務づけられいる。

●看護の卒後教育

看護師等の人材確保の促進に関する法律 では、病院等の責務として、新人研修の実施 、看護師等が 研修を受ける機会を確保 する配慮が明記された。

認定看護師 とは、認定看護師教育機関 で6か月の教育を受け日本看護協会認定看護師認定審査に合格し、ある特定の看護分野において、熟練した看護技術と知識を有することが認められた者をいう。5年以上の実務研修期間（うち3年以上は専門分野での実務）が必要である。

専門看護師 とは、複雑で解決困難な看護問題をもつ 個人、家族および集団 に対して水準の高い看護ケアを効率よく提供するための、特定の専門看護分野の知識・技術を深めた看護師のことである。5年以上の実務研修期間（うち3年以上は専門分野での実務）があり、看護系大学大学院 にて2年間で38単位の取得、認定試験に合格することが必要である。

●看護専門職団体と看護倫理

日本看護協会 は、看護職の資格をもつ個人が自主的に加入し運用する、日本最大の 看護職能団体 であり、1946年に「日本産婆看護婦保健婦協会」として設立した。

日本看護協会は、1988年「看護師の倫理規定」を示し、看護専門職を取り巻く状況の変化に伴い、2003年に 看護者の倫理綱領 を公表した。これは、あらゆる場で実践を行う看護者を対象とした 行動指針 であり、自己の実践を振り返る際の基盤を提供するものである。また、看護の実践について専門職として引き受ける 責任の範囲 を、社会に対して明示するものである。

看護者の倫理綱領 では、以下のように述べられている。

・看護の対象： あらゆる年代の個人 、 家族 、 集団 、 地域社会

・看護の目的： 健康の保持増進 、 疾病の予防 、 健康の回復 、 苦痛の緩和 を行い、生涯を通してその最期まで、その人らしく生を全うできるように援助を行うこと。

国際看護師協会 （International Council of Nurses ／ ICN）は、各国の看護師協会（national nurses' association ／ NNAs）からなる組織で、国際的な保健医療専門職団体として、1899年に世界で初めて設立された組織である（2017年6月現在、133協会加盟）。日本は第二次世界大戦中の脱会を経て1949年に再加盟した。

看護師の倫理綱領 は1953年に国際看護師協会（ICN）によって初めて採択され、その後、綱領は何回かの改訂を経て、2012年に見直しと改訂が行われた。

看護師の倫理綱領 では、以下のように述べられている。

・看護師の基本的責任： 健康増進 、 疾病予防 、 健康回復 、 苦痛の緩和 であり、看護のニーズは あらゆる人々に普遍的 である。

・ 人権の尊重 ： 文化的権利 、 生存と選択の権利 、 尊厳を保つ権利 、そして 敬意のこもった対応を受ける権利 など。看護ケアは、年齢、皮膚の色、信条、文化、障害や疾病、ジェンダー、性的指向、国籍、政治、人種、社会的地位を尊重するものであり、これらを理由に制約されるものではない。

看護師は、個人、家族、地域社会にヘルスサービスを提供し、自己が提供するサービスと関連グループが提供する サービスの調整 を図る。

アドボカシー（advocacy） とは、 権利擁護 や 代弁 などという意味であり、看護実践において、看護職は患者の アドボケート（権利擁護者、代弁者） として、患者の権利を擁護し、患者の価値や信念に最も近い決定ができるよう援助し、患者の人間としての尊厳、プライバシー等を尊重しなければならない。 アドボカシー は、患者の安全や医療の質の保証、意思決定支援にかかわる重要な概念である[8]。

6　看護の変遷（看護史）

●国際赤十字

　国際赤十字 の1859年のイタリア統一戦線「ソルフェリーノの戦い」を目にした アンリー・デュナン は戦時における中立的救護組織の必要性を説いた。この提言により、1863年にヨーロッパ16か国が参加して最初の国際会議が開かれ、赤十字規約 ができ、1864年には、ヨーロッパ16か国の外交会議で最初の ジュネーブ条約 （いわゆる 赤十字条約 ）が調印され、国際赤十字組織が正式に誕生した。

●日本赤十字社

　日本赤十字社 は、1877年（明治10年）に 佐野常民 らによって設立された博愛社が前進であり、1886年（明治19年）に日本政府が ジュネーブ条約 に加入したことに伴って、1887年に名称を日本赤十字社と改称した。

●日本の看護史

・1915年に 看護婦規則 が制定され、看護師の資格が全国的に規定された。
・第二次世界大戦敗戦により日本は GHQ （ 連合軍総司令部 ）の支配下におかれ、GHQ公衆衛生福祉局に看護課が設置され、初代看護課長オルトらによって新しい看護の考え方や施策が導入された。
・1948年： 保健婦助産婦看護婦法 が交付
・1951年： 准看護婦制度創設
・1993年：男子が保健士として従事できるようになる。
・2002年：障害者等に係る 欠格事由 の見直し。保健婦、看護婦、准看護婦の 守秘義務 の創設・ 罰則規定 の整備（助産師の守秘義務については、刑法に規定）
・2003年：保健師、助産師、看護師、准看護師に名称変更
・2006年：助産師・看護師および准看護師の 名称独占 、保健師・助産師の免許登録要件に 看護師国家試験合格 を追加し、業務停止などの行政処分を受けた看護師等の 再教育 などを規定
・2009年：看護師の国家試験受験資格の1番目に「大学」を明記、保健師助産師の教育年限を「6か月以上」から「1年以上」に変更、卒後臨床研修 を「努力義務」とした。

●アメリカ合衆国の看護史

・1899年：コロンビア大学教育学部に病院経営学科を開設し、看護の指導者の育成を始めた。
・1923年： アメリカにおける看護および看護教育 （ ゴールドマークレポート ）が

まとめられ、看護における高等教育の必要性が認識された。

・1948年：これからの看護（ブラウンレポート）に基づいて、看護教育体制の充実、看護機能・役割の拡大が図られてきた。

引用文献
1）日本看護協会：看護にかかわる主要な用語の解説－概念的定義・歴史的変遷・社会的文脈、2007、https://www.nurse.or.jp/home/publication/pdf/2007/yougokaisetu.pdf
2）日本看護協会：看護者の倫理綱領、2003、https://www.nurse.or.jp/home/publication/pdf/rinri/code_of_ethics.pdf
3）日本看護協会：日本語版「ICN看護師の倫理綱領（2012年版）、https://www.nurse.or.jp/home/publication/pdf/rinri/icncodejapanese.pdf
4）日本国際保健医療学会：国際保健用語集、https://seesaawiki.jp/w/jaih/d/%A5%A2%A5%EB%A5%DE%A1%A6%A5%A2%A5%BF%C0%EB%B8%C0
5）日本国際保健医療学会：国際保健用語集、https://seesaawiki.jp/w/jaih/d/%A5%AA%A5%BF%A5%EF%B7%FB%BE%CF
6）障害者福祉研究会編：国際生活機能分類（ICF）－国際障害分類改定版、中央法規、2002
7）中村安秀：プライマリヘルスケア-アルマアタ宣言から40周年を迎えて、https://www.japan-who.or.jp/library/2017/book6405.pdf
8）日本看護協会：臨床倫理のアプローチ、https://www.nurse.or.jp/nursing/practice/rinri/text/basic/approach/index.html

参考文献
1）R.J. ハヴィガースト著、荘司雅子監訳：人間の発達課題と教育、玉川大学出版部、1995
2）岡堂哲雄：心理学－ヒューマンサイエンス、金子書房、1985
3）E. キューブラー・ロス著、鈴木晶訳：死ぬ瞬間－死とその過程について、完全新訳改定版、読売新聞社、1985
4）武藤孝司：公衆衛生学における予防医学の位置づけと予防活動、Dokkyo Journal of Medical Sciences、37（3）：207～216、2010

第1章 | 1 「看護」とは何か

過 去 問 題

問1 フローレンス・ナイチンゲールの功績について、正しいのはどれか。

(佐賀 2018)

1. 「病院覚え書」を記した。
2. 国際赤十字を設立した。
3. 南北戦争に従軍し、傷病兵の衛生改善を行った。
4. ジョンス・ホプキンズ病院に、看護婦(師)訓練学校を設立した。

[　　　　　]

問2 看護理論家と著書との組み合わせで正しいのはどれか。　(埼玉 2018)

1. I.J. オーランド ──────「看護の探求」
2. J. トラベルビー ──────「看護の基本となるもの」
3. V. ヘンダーソン ──────「患者中心の看護」
4. F. アブデラ ──────「人間対人間の看護」

[　　　　　]

問3 ヘンダーソンの看護理論について、<u>誤っている</u>のはどれか。　(奈良 2018)

1. 人間の基本的ニードを14項目に分類している。
2. 看護独自の機能を明確にした。
3. 患者のできることもすべて助ける。
4. 「看護の基本となるもの」にその考え方がまとめられている。

[　　　　　]

問4 看護理論家について、正しいものを一つ選べ。　(関西 2018)

1. アブデラは「臨床看護の本質」を著した。
2. ペプロウは、看護とは生命力の消耗を最小にするよう生活過程を整えることとした。
3. オレムは看護とは対人関係のプロセスであるとした。
4. ロイは、人間は4つの様式によって環境に適応して生活する存在であるとした。

[　　　　　]

21

問5 次に組み合わせのうち、<u>誤っている</u>のはどれか。　　　　(佐賀 2018)

1．ヘンダーソン ─────── 14項目の基本的ニード

2．トラベルビー ─────── 対人関係のプロセス

3．オレム ─────────── 生活のセルフケア（自己ケア）

4．ロイ ───────────── 患者中心の看護

[　　　　　]

問6 人間の環境への適応の組み合わせのうち、<u>誤っている</u>のはどれか。

(佐賀 2018)

1．体温の自己調節作用 ── ホメオスタシス

2．コーピング ───────── ストレス対処行動（対処機制）

3．昇華 ──────────── 防衛機制

4．過労 ──────────── 化学的ストレッサー

[　　　　　]

問7 ストレスについて、<u>誤っている</u>のはどれか。　　　(佐賀 2018)

1．セリエは、有害刺激をストレッサーと定義した。

2．ストレスの生物学的反応は、警告反応期・抵抗期の2段階に分かれる。

3．反ショック相では、血圧が上昇する

4．同じストレッサーでも、感じるストレスの強さは個々人で異なる。

[　　　　　]

問8 防衛機制とその説明について、<u>誤っている</u>組み合わせはどれか。　(青森 2018)

1．合理化 ─── 信念や行動を正当化すること。

2．反動形成 ── より低いレベルの発達段階に逆戻りすること。

3．抑圧 ─── 意識することが苦痛な感情を無意識化に追いやること。

4．同一化 ─── 好ましい人物の特性を自分のものにしようとすること。

[　　　　　]

問9 フィンクの危機モデルについて、危機に陥った人がたどるプロセス「衝撃→

（　　　　）→承認→適応」の（　　　　）に入るのはどれか。　(山口 2018)

1．悲嘆

2．現実認知

3．防衛的退行

4．回復への期待

[　　　　　]

問10 キューブラー＝ロスの死にゆく患者の心理プロセスの各段階において、<u>誤っ</u><u>ているもの</u>はどれか。　　　　　　　　　　　　　　　　　　　（青森 2018）

1．「否認」は、死を予感させる病名の告知を受けた場合などに「何かの間違いだ」などと思い、状態の把握ができていない段階である。

2．「怒り」は、死を免れないことに対して怒りや恨みといった感情が表出される段階である。

3．「取り引き」は、できるだけ苦痛の少ない安楽な死を迎えることを医療者などに要求する段階である。

4．「受容」は、死の現実を理解し受け入れ、自分を客観的に見ることができるようになる段階である。

[　　　　　]

問11 マズローによるニード（欲求）の階層で、最上階層はどれか。　　　（奈良 2018）

1．生理的ニード

2．安全のニード

3．自己実現のニード

4．所属と愛のニード

[　　　　　]

問12 マズローによる人間の基本的欲求（ニード）について、欲求のレベルが左から高い順に並んでいるのはどれか。　　　　　　　　　　　　　　　（山口 2018）

1．自己実現　―　尊重　―　愛情と所属　―　安全　―　生理的欲求

2．安全　―　尊重　―　自己実現　―　愛情と所属　―　生理的欲求

3．自己実現　―　生理的欲求　―　安全　―　尊重　―　愛情と所属

4．安全　―　生理的欲求　―　尊重　―　自己実現　―　愛情と所属

[　　　　　]

問13 ライフサイクルからみた患者の心理について、<u>誤っているもの</u>はどれか。

（青森 2018）

1．乳幼児期は、母親から離されることによって分離不安が生じる。

2．思春期は、自立したい気持ちがある一方で、世話をしてもらいたい気持ちもあるなど不安定となる。

3．成人期は、病気により家庭や社会での役割を遂行できなくなる不安や罪悪感を抱える。

4．老年期は、環境の変化に適応する能力が高く、入院生活に適応しやすい。

[　　　　　]

問14 人間の成長発達について、正しいものを一つ選べ。 (関西 2018)

１．成長発達の過程は、器官によって大まかに５つの発達型に分類できる。

２．スキャモンの発育型では、神経型は早い時期の発達が著しい。

３．個々の組織は常に同じ速さで発達する。

４．成長発達は環境の影響を受けない。

[　　　　　]

問15 エリクソンによる人間の発達段階とライフタスクについて、正しい組み合わせはどれか。 (山口 2018)

１．老年期　――――　「自律感」対「恥」

２．壮年期　――――　「親密性」対「孤立」

３．乳幼児期　――――　「主導性」対「罪責感」

４．乳児期　――――　「基本的信頼」対「基本的不信」

[　　　　　]

問16 健康の概念について。正しいものを一つ選べ。 (関西 2018)

１．オタワ憲章ではプライマリヘルスケアの考え方を提唱した。

２．QOLには生命の質、人生の質および心理の質という３つの側面が含まれてる。

３．アルマ・アタ宣言ではヘルスプロモーションの考え方を提唱した。

４．日本国憲法第25条には、健康は国民に与えられた権利であると明記されている。

[　　　　　]

問17 アルマ・アタ宣言で提唱されたのはどれか。 (埼玉 2018)

１．セルフケア

２．ヘルスプロモーション

３．ノーマライゼーション

４．プライマリヘルスケア

[　　　　　]

問18 次のうち、誤っているのはどれか。 （佐賀 2018）

1．わが国では、2000年に「健康日本21」が提唱された。

2．障害者福祉対策として、1989年にゴールドプランが示された。

3．アルマ・アタ宣言では、プライマリ・ヘルス・ケアの考え方が提唱された。

4．オタワ憲章では、ヘルスプロモーションが提唱された。

[　　　　　]

問19 国際生活機能分類（ICF）について生活機能の要素でないのはどれか。

（埼玉 2018）

1．心身機能・身体構造

2．活動

3．参加

4．障害の程度

[　　　　　]

問20 次のうち、正しいのはどれか。 （佐賀 2018）

1．わが国では、阪神・淡路大震災が災害時における保健医療活動の大きな転換の契機となった。

2．WHO憲章では、健康を「疾病や虚弱がないこと」としている。

3．助産所は、19床以下のベッドをもつことができる。

4．都道府県の医療計画における5疾患は、がん、脳卒中、急性心筋梗塞、糖尿病、肝疾患である。

[　　　　　]

問21 「国際生活機能分類（ICF）」について、誤っているのはどれか。 （佐賀 2018）

1．WHO（世界保健機構）により発表された。

2．人間の生活機能を、「心身機能・身体構造」、「活動」の2つに分類している。

3．生活機能の背景因子には、環境因子と個人因子がある。

4．健康と障害は、相対するものではないという考え方に基づいている。

[　　　　　]

問22 「国際看護師協会（ICN）看護師の倫理綱領（2012年版）」の前文に示された
看護師の基本的責任について、正しいものの組み合わせはどれか。

(山口 2018)

a．退院の促進
b．健康の増進
c．疾病の治療
d．苦痛の緩和
　1．aとb　2．aとc　3．bとd　4．cとd

[　　　　　]

問23 疾病の3次予防について、正しいものを一つ選べ。　(関西 2018)
　1．リハビリテーション
　2．早期発見
　3．早期治療
　4．発病予防

[　　　　　]

問24 看護における教育的援助について、<u>誤っている</u>のはどれか。　(山口 2018)
　1．対象者を十分に把握して行う。
　2．患者に対して一方的に指導する。
　3．計画的に進める。
　4．家族に対しても実施する。

[　　　　　]

問25 多職種連携について、<u>誤っている</u>のはどれか。　(山口 2018)
　1．目的を共有する。
　2．役割を分担しつつも互いに協力する。
　3．医師の意見を常に尊重する。
　4．多職種の連携を図る方法の1つに、カンファレンスがある。

[　　　　　]

問26 看護師が行うカウンセリングの姿勢について、適切なのはどれか。

(佐賀 2018)

1. 同情
2. 自己一致
3. 説得
4. 否定

[　　　　　]

問27 プライマリーナーシングについて、正しいのはどれか。 (奈良 2018)

1. 看護チームをつくり、チームで看護を行う。
2. 1人の看護者が責任をもって、一貫して受け持つ方式である。
3. 業務を分業化して、看護者が個別に分担する。
4. 受け持ち制看護と機能別看護を混ぜ合わせた方式である。

[　　　　　]

問28 インフォームドコンセントについて、誤っているのはどれか。 (佐賀 2018)

1. 「患者の権利章典」において、患者のもつ権利として示された。
2. 自分の病気と診断及び治療に関して十分な説明を受ける権利を「知る権利」という。
3. 自分の判断によって同意あるいは拒絶できる権利を、「自己決定権」という。
4. 医師のパターナリズムに基づいた考え方である。

[　　　　　]

問29 日本看護協会の「看護者の倫理綱領」について、誤っているものはどれか。

(青森 2018)

1. 看護は、人間の普遍的なニーズに応え、人々の健康な生活の実現に貢献することを使命としている。
2. 看護の実践について、専門職として引き受ける責任の範囲を社会に対して明示するものである。
3. 病院で働く看護師を対象とした行動指針である。
4. 看護者は、常に、個人の責任として継続学習による能力の維持・開発に努める。

[　　　　　]

問30 「看護者の倫理綱領（2003年、日本看護協会）」について、<u>誤っている</u>のは
どれか。 (佐賀 2018)

1．看護者は、人間の生命、人間としての尊厳及び権利を尊重する。

2．看護者は、対象となる人々との間に信頼関係を築き、その信頼関係に基
づいて看護を提供する。

3．看護者は、自己の責任と能力を的確に認識し、実施した看護について組
織としての責任をもつ。

4．看護者はより質の高い看護を行うために、看護者自身の心身の健康の保
持増進に努める。

[　　　　　]

問31 次のうち、<u>誤っているもの</u>はどれか。 (青森 2018)

1．自己決定権とは、自分の判断によって同意あるいは拒絶できる権利をい
う。

2．インフォームドコンセントとは、説明の上で医療を受ける者の理解を得
ることである。

3．自分の病気に対して知る権利とは、診断や治療について十分な説明を受
ける権利をいう。

4．クオリティ・オブ・ライフ（QOL）とは、尊厳死の宣言書のことである。

[　　　　　]

問32 次のうち、<u>誤っている</u>のはどれか。 (山口 2018)

1．アクシデントとは、危ないことが起こったが、事故には至らなかった事
象をいう。

2．インシデントとヒヤリ・ハットとは同義語である。

3．医療事故には、医療従事者が被害者であること場合も含む。

4．医療過誤は、医療事故発生の原因に医療機関・医療従事者の過失がある
ものをいう。

[　　　　　]

問33 保健師助産師看護師法に基づく試験・免許について、正しいのはどれか。

(山口 2018)

1．准看護師は免許を受けた後、臨床研修を2年以上受ける努力義務がある。

2．保健師国家資格を受けるための修業年限は6か月である。

3．籍の登録事項に変更が生じた場合は、30日以内に籍の訂正を申請しなければならない。

4．裁判所は、行政処分を受けた准看護師に対し、再教育研修を受けるよう命ずることができる。

[　　　　　]

問34 保健師助産師看護師法について、正しいのはどれか。 (山口 2018)

1．看護師の業務は、療養上の世話または診療の補助である。

2．准看護師は、医師や歯科医師の指示があった場合でも、医薬品を授与してはならない。

3．助産録は、10年間保存しなければならない。

4．保健師は業務独占資格である。

[　　　　　]

問35 「保健師助産師看護師法」について、正しいのはどれか。 (佐賀 2018)

1．業務に従事する准看護師は、氏名などを3年ごとに就業地の都道府県知事に届け出なければならない。

2．准看護師は、医師、歯科医師、または看護師の指示を受けて、傷病者もしくは褥婦に対する療養上の世話または診療の補助を行う。

3．罰金以上の刑に処せられた者には、免許が与えられない。

4．氏名に変更が生じた場合は、3か月以内に籍の訂正を申請しなければならない。

[　　　　　]

問36 保健師助産師看護師法について、正しいものを一つ選べ。 (関西 2018)

1．准看護師制度は、1948(昭和23)年に設けられた。

2．免許を有する場合も、相対的欠格理由は適応される。

3．免許の取り消し処分を受けた場合は、再び免許を与えられることはない。

4．准看護師になるには、厚生労働大臣の行う試験に合格しなければならない。

[　　　　　]

問37 看護師等の人材確保の促進に関する法律について、正しいものを一つ選べ。

(関西 2018)

1．行政処分を受けた看護師等の再教育について規定されている。
2．看護師の人材確保促進のための基本方針を策定するのは都道府県知事である。
3．看護師等就業協力員は、看護師等の確保のための施策および看護に対する住民の理解を深める活動を行う。
4．就職していないまたは離職した看護師等は、都道府県ナースセンターに必ず届け出なければならない。

[   ]

問38 平成29年（2017年）4月現在の看護師学校養成所2年課程（通信制）の入学資格に必要な准看護師の業務経験年数はどれか。

(埼玉 2018)

1．3年以上
2．5年以上
3．7年以上
4．10年以上

[   ]

問39 専門看護師について正しいのはどれか。

(埼玉 2018)

1．平成19年（2007）年より養成している。
2．3年ごとに資格を更新する必要がある。
3．養成課程は看護系大学院修士課程である。
4．国際看護師協会における認定が必要である。

[   ]

問40 日本看護協会について正しいのはどれか。

(埼玉 2018)

1．保良せきによって創設された。
2．看護者の倫理綱領を定めている。
3．会員は看護師および准看護師に限られている。
4．明治32年（1899年）に現在の名称に改称された。

[   ]

第**2**章

基礎看護技術

1 基本となる看護技術

2 日常生活援助の看護技術

3 診療に伴う援助技術

1 基本となる看護技術

1 コミュニケーション

コミュニケーションは、人と人とが 言語 や文字、表情や 身振り などを使い、思考・知覚・感情などを伝達する。

マスコミュニケーション は、不特定多数の対象に一方通行で伝達する。 パーソナルコミュニケーション は、個人対個人の間で伝達し合うコミュニケーションであり、看護場面では基本となる。

音声や言語を用いる 言語的 コミュニケーションは、コミュニケーションの30%程度である。 非言語的 コミュニケーションには、うめき声や身体言語(身振り、表情など)・行動言語(行動で気持ちを表現する)が含まれる。

コミュニケーション技術には、傾聴、 共感 、質問、要約、沈黙、明確化などの方法がある。質問には、 閉じられた (「はい」「いいえ」で答えられる)質問と 開かれた (自由に答えられる)質問がある。

よいコミュニケーションには、以下のことが大切である。さらに、よいコミュニケーションは、対象者と看護師の 信頼関係 の構築へとつながる。

① 第一印象 をよくする
②適切な 環境 づくり(適切な環境とは、落ち着いて話ができる 場所 で、患者との空間距離が 45 cm程度である)
③適切な 視線 やアイコンタクト、スキンシップ
④自分から話すきっかけをつくり、相手が わかりやすい 言葉で話す

2 観察

観察とは、ありのままで、対象を注意深くみる行為である。看護は「観察で始まり観察で終わる」という言葉のように看護の 基本 である。

観察の目的には、①必要な援助の 決定 や実施後の 評価 、②異常の 早期発見 、③保健医療福祉チームへの 情報提供 などがある。

観察には直感的観察と系統的観察がある。 直感的 観察では、看護師の感覚器を通して得た情報で「あれ？　変だな？」と気づくことがある。 系統的 観察では、順序立てて多角的に観察する。

観察から得られる情報には、 主観的 情報(対象者の訴え)と 客観的 情報(ありの

32

ままの事実)がある。

観察に必要な要件には、患者への 関心 、 先入観 をもたない、専門的な知識、対象者との良好な 人間関係 、 倫理的 配慮、 守秘義務 の遵守などがある。

●観察の方法

観察の方法	得られる情報
問　診	身体的・心理的・社会的情報、主観的情報
視　診	体格、姿勢、歩行状態、皮膚の色、表情、対称性など
触　診	脈拍、皮膚の温度や湿潤、圧痛、固さや弾力性など
聴　診	呼吸音、腸蠕動音、心音、血管音など
打　診	胃腸の空気やガス、肺の空気、腹水、腱反射など

3 バイタルサイン

バイタルサインとは、 生きている 徴候であり、一般的に 体温 、 脈拍 、 呼吸 、 血圧 、 意識 などを示す。

●体温

体温は間脳の 視床下部 にある体温中枢によって、熱の産生と放散が調節されている。

成人の正常な体温(平熱)は、腋窩で 36.0～37.0 ℃未満である。腋窩温を基準にすると、口腔温は約 0.3 ℃、直腸温は約 0.5～0.9 ℃高い。

体温が平熱より1℃以上高くなった場合を 発熱 という。発熱は、 微熱 (37.0℃以上38.0℃未満)、 中等熱 (38.0℃以上39.0℃未満)、 高熱 (39.0℃以上)に分けられる。

・熱型

熱型

稽留熱 ：高熱で日内差が1℃以内で高熱が続く。

弛張熱 ：日内差が1℃以上で平熱にならない。

間欠熱 ：高熱と平熱が交互に現れる。

分　利 ：高熱が数時間で急激に平熱に戻る。

渙　散 ：高熱が徐々に下降して数日で平熱に戻る。

・**腋窩検温**：腋窩検温では、腋窩の汗を拭き、体温計を体軸に対し 45 度で腋窩の 中央部 に挿入する。麻痺がある場合は 健 側で、側臥位の場合は 上 側の腋窩で測定する(図2-1)。

・**口腔検温**：口腔検温は、体温計を 舌下中央部 にあたるように斜めに挿入する。乳幼児や意識障害、呼吸困難などがある場合は適さない(図2-1)。

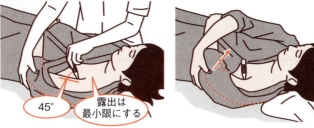
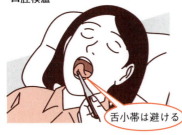
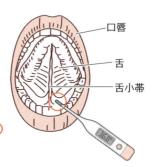
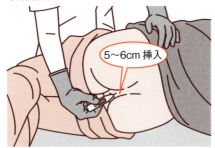

図2-1　体温測定の方法

・**直腸検温**：直腸検温は、体温計の先に潤滑油を塗り、成人では 5〜6 cm、新生児や乳児では 2.5〜3 cm挿入する。下痢や肛門疾患のある場合は適さない（図2-1）。

●脈拍

脈拍とは、心臓の収縮により血液が全身へ送られる際、触知 される拍動である。

脈拍は、浅側頭動脈、総頸動脈、上腕動脈、橈骨動脈、大腿動脈、膝窩動脈、後脛骨動脈、足背動脈 などで測定できる（図2-2）。

成人の正常な脈拍数は 60〜80 回/分である。脈拍は年齢や性別、発熱や痛み、呼吸状態、活動量などによって変化する。

体位による変化では、臥 位＜ 座 位＜ 立 位で増加する。

測定する場合には、示指、中指、薬指 の3指を橈骨動脈に軽く添えて1分間測定する（図2-2）。

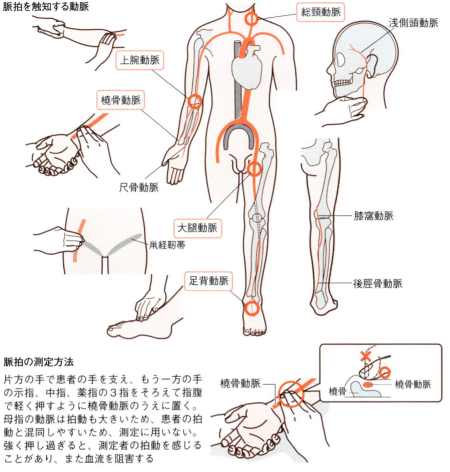

図2-2 脈拍を触知する動脈と測定方法

脈拍の測定方法
片方の手で患者の手を支え、もう一方の手の示指、中指、薬指の3指をそろえて指腹で軽く押すように橈骨動脈のうえに置く。母指の動脈は拍動も大きいため、患者の拍動と混同しやすいため、測定に用いない。強く押し過ぎると、測定者の拍動を感じることがあり、また血流を阻害する

・脈拍の異常

- 頻　脈：100回/分以上
- 徐　脈：50回/分以下
- 大　脈：脈拍が大きく触れる
- 小　脈：脈拍が小さく触れる
- 速　脈：脈拍が急に触れ、急に小さくなる
- 遅　脈：脈の立ち上がり、消失がゆるやか
- 硬　脈：脈拍の緊張が強く触れる
- 軟　脈：脈拍の緊張が弱く触れる
- 不整脈：脈拍のリズムが不規則
- 脈拍欠損（結代）：規則正しい脈拍が途中で抜ける

●呼吸

呼吸とは、体内に酸素を取り入れ、体内の二酸化炭素を体外へ排出する ガス交換 である。延髄や橋にある 呼吸中枢 で調節されている。

呼吸は 外肋間筋 、 内肋間筋 、 横隔膜 の運動で行われている。胸式呼吸は主に肋間筋の働き、腹式呼吸は主に横隔膜の働きによる。

成人の正常な呼吸は 12～20 回/分である。年齢差、性差があり、食事や運動、気温、精神状態などで増減する。

・呼吸数と深さの異常

頻呼吸	25回/分以上の呼吸で深さは変わらず	心不全、興奮、発熱など
徐呼吸	9回/分以下の呼吸で深さは変わらず	脳圧亢進、睡眠薬多量服用
過呼吸	呼吸数は変わらずに1回換気量が増加	甲状腺機能亢進、運動など
減呼吸	呼吸数が変わらずに1回換気量が減少	呼吸筋麻痺、薬物中毒など
多呼吸	呼吸数と換気量が増加	神経症、運動など
少呼吸	呼吸数と換気量ともに減少	終末期

・呼吸リズムの異常

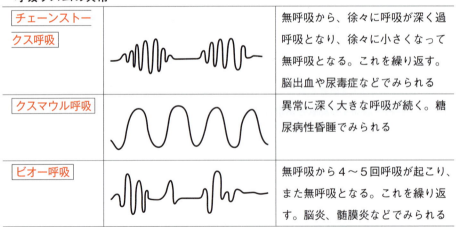

チェーンストークス呼吸		無呼吸から、徐々に呼吸が深く過呼吸となり、徐々に小さくなって無呼吸となる。これを繰り返す。脳出血や尿毒症などでみられる
クスマウル呼吸		異常に深く大きな呼吸が続く。糖尿病性昏睡でみられる
ビオー呼吸		無呼吸から4～5回呼吸が起こり、また無呼吸となる。これを繰り返す。脳炎、髄膜炎などでみられる

呼吸数は、患者に 意識させない ように1分間測定する。呼吸はリズムや深さ、聴診器を用いて肺音の観察も行う。肺胞呼吸音は 吸気 では聴こえるが、 呼気 では聴こえにくい。

呼吸に異常がある場合、 経皮的動脈血酸素飽和度 （ SpO_2 ）をパルスオキシメーターで測定する。

●血圧

血圧とは、心臓から血液が拍出され、血液が血管内を流れるときに血管壁にかか

る 圧力 をいう。心臓が収縮するときに血圧は最も 高く なり、これを 収縮期 血圧（ 最高血圧 ）という。心室が拡張するときに血圧は最も 低く なり、これを 拡張期 血圧（ 最低血圧 ）という。収縮期血圧と拡張期血圧の差を 脈圧 という。

血圧は、 心拍出量 、 末梢血管の抵抗 、 循環血液量 、 血液の粘稠度 、 血管壁の弾力性 が関係している。

収縮期血圧は、 立 位＜ 座 位＜ 臥 位の順で高くなる。食直後、運動時、緊張や興奮時に血圧は 高く なる。

マンシェットのゴム嚢の幅は上腕の 2/3 をおおうものを使用し、肘から 2～3 cm上で、心臓と同じ 高さ で巻く。マンシェットの幅が狭い場合は通常より 高め に測定され、幅が広すぎると 低め に測定される。

触診法では 収縮期 血圧のみ測定できる。

聴診法では、コロトコフ音の第1点が 収縮期 血圧（ 最高血圧 ）で、第5点が 拡張期 血圧（ 最低血圧 ）である。1拍動につき 2 mmHgの速さで減圧する（図2-3）。

・成人における血圧値の分類（mmHg）

分類		収縮期血圧		拡張期血圧
正常域血圧	至適血圧	＜120	かつ	＜80
	正常血圧	120～129	かつ/または	80～84
	正常高値血圧	130～139	かつ/または	85～89
高血圧	Ⅰ度高血圧	140～159	かつ/または	90～99
	Ⅱ度高血圧	160～179	かつ/または	100～109
	Ⅲ度高血圧	≧180	かつ/または	≧110
	（孤立性）収縮期高血圧	≧140	かつ	＜90

（日本高血圧学会：高血圧治療ガイドライン2014、p.19、http://www.jpnsh.jp/guideline_digital.html より12月3日検索）

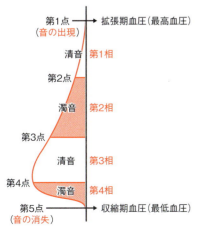

図2-3　コロトコフ音

●意識

意識レベルの観察には、ジャパンコーマスケール（JCS：3-3-9度方式）とグラスゴーコーマスケール（GCS）が一般的に用いられている。

意識レベルに異常がある場合、随伴症状（痙攣、麻痺、嘔吐、頭痛など）や瞳孔の状態も観察する。瞳孔の観察は、瞳孔のサイズ、左右差、大きさ、位置などを確認する。

対光反射の確認は、片側の瞳孔にペンライトで光を差し入れて左右別々に観察する。

・ジャパンコーマスケール（JCS：3-3-9度方式）

Ⅰ．刺激しないでも覚醒している	
1	だいだい意識清明だが、今ひとつはっきりしない
2	見当識障害がある
3	自分の名前や生年月日が言えない
Ⅱ．刺激すると覚醒する	
10	普通の呼びかけで開眼する
20	大声で呼ぶか、身体を揺さぶれば開眼する
30	痛み刺激を加えながら呼びかけると、かろうじて開眼する
Ⅲ．刺激しても覚醒しない	
100	痛み刺激に対し払いのける動作をする
200	痛み刺激で少し手足を動かしたり、顔をしかめる
300	痛み刺激に反応しない

4 　記録・報告

●看護記録

看護記録とは、看護実践の過程を記録したもの。看護記録の目的は、看護実践の過程や評価、教育・研究などの資料、医療チームや患者との情報交換・情報提供の手段、法的証拠、施設が設置基準や診療報酬などの要件を満たしている証明、がある。

看護記録には4つの構成要素、基礎情報（入院時に患者の属性、個別的な情報）、看護計画（患者の看護問題を解決するために個別的なケアの計画）、経過記録（実施した治療・処置・ケアを記載）、看護サマリー（患者の経過や情報の要約）がある。

経過記録には、経時記録、POS（問題志向型システム）、フォーカスチャーティング、フローシート、クリティカルパスなどがある。

・グラスゴーコーマスケール（GCS）

項　目	反　応	評点
開眼（E）	自発的 に開眼する	4
	呼びかけ により開眼する	3
	痛み刺激 により開眼する	2
	全く開眼しない	1
言語反応（V）	見当識 がある	5
	混乱した 会話	4
	混乱した 言葉	3
	理解不明の 声	2
	全く発語しない	1
運動反応（M）	命令 に従う	6
	痛み刺激部位に 手を持っていく （疼痛認識）	5
	痛み刺激で 逃避 する	4
	痛み刺激で 異常屈曲 する	3
	痛み刺激で 手足を伸展 する	2
	痛み刺激に反応なし	1

＊3つの項目の合計で評価する。点数が 低い ほど意識障害が重症である（最も重症は 3 点、重症は8点以下、最も軽症は 15 点）。

・POS：POSでは、S（ 主観的 情報）、O（ 客観的 情報）、A（アセスメント）、P（計画）で経過を記載する。

・フォーカスチャーティング：患者の反応・状態に焦点をあてて、D（ 情報 ）A（ 実行 ）R（ 反応 ）を記載する。

・フローシート（ 経過一覧表・体温表 ）：血圧は∨∧、体温は 青 色、脈拍は 赤 色、呼吸数は 黒 色で記載する。

●看護記録の留意点

看護記録の留意点は、次のとおりである。

①読みやすい文字で速やかに

②正しい 専門用語

③ボールペンを使用

④ 日付 、 時刻 、 署名 を記載、要点を簡潔・明瞭・客観的に

⑤訂正する文字に2本線を引き、 訂正日時 、 訂正者 がわかるように

⑥患者・家族への 説明 も記載

●看護記録の保存と診療記録の開示

　記録の保存期間は、医師や歯科医師が記載する診療録は 5 年間である。看護記録の保存期間は法令によって異なる。地域医療支援病院や特定機能病院は 2 年間、保健医療機関は 3 年間、訪問看護ステーションは 2 年間、診療所や助産院は 2 年間。電子媒体による保管も基準を満たせば可能である。

　患者等が診療記録の開示を求めた際、政令で定める方法により 開示しなければならない 。開示方法には、 閲覧 、 写し の交付、 要約 した書類の交付がある。個人情報の保護について、法律で 守秘義務 や罰則が示されている。電子カルテの利用は、情報システムの セキュリティ 対策が重要である。

●報告

　報告の目的は、次のとおりである。
①ケアの実施内容を伝え、 継続 したケアを行う。
②ケアの 妥当性 の検討や 指導 を受けて適切なケアにつなげる。
③医師や看護師、医療チームメンバーから受けた 依頼 や指示の 結果 を伝える。

　報告の種類には、 定期 の患者の状況報告、 急変 や異常時の報告、依頼や指示の結果に対する報告、施設 管理上 の報告や研究報告、などがある。

　報告の留意点は、要点をまとめ、 簡潔 ・ 明瞭 ・ 正確 に、適切な 時期 に適切な 相手 へ報告することである。

5　看護過程

　看護過程とは、看護の目的を達成するための プロセス である。看護の構成要素は、5段階（ アセスメント 、 看護問題の明確化 または 看護診断 、 看護計画立案 、 実施 、 評価 ）である（図2-4）。

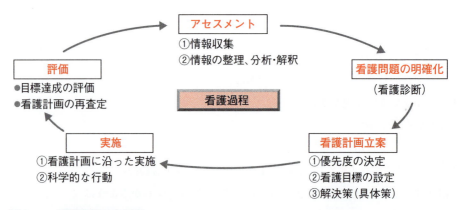

図2-4　看護過程の各要素

- **アセスメント**：　看護　の視点で情報収集・整理を行う。情報にはS情報（　主観的　情報）とO情報（　客観的　情報）がある。情報の整理には　看護理論　に基づくアセスメントガイドを用いる。アセスメントガイドには、ヘンダーソン（　14　の基本的看護の構成要素）、ゴードン（　11　の機能的健康パターン）、NANDA（　13　のドメイン）、ロイ（　4つ　の適応様式別モデル）などがある。
- **看護問題の明確化(看護診断)**：分析を統合して導き出された看護問題とその原因を文章で示す。分析を統合する際、　関連図　を用いることもある。看護診断では、　問題　、　原因　または　影響因子　、　診断指標　で表現する。看護問題の優先順位の決定では、マズローの　基本的欲求の階層　を参考にすることがある。
- **看護計画立案**：看護目標は、看護問題に対してケアを行うことで　期待される具体的な反応　や　行動　を記録する。対象が主体で、到達度が　評価　できる表現を使用し、期限を設定する。長期目標(看護目標)は　数週間　、長くても月単位で設定する。短期目標は　1〜2週間　以内で設定する。具体策は、　観察　計画(O-P)、　直接ケア　計画(T-P)、　教育　計画(E-P)にわけて立案する。継続してケアが実施できるように実施日時、場所、方法、留意点などを具体的に記録する。
- **実施**：　看護計画　に沿ってケアを実施する。実施結果は、どのように実施したか、その結果とともに記録する。
- **評価**：看護過程の　各段階すべて　で評価は行われる。目標　達成度　を確認し、必要に応じて、計画を修正・　追加　する。

　　　クリティカルパス　は、標準化できる治療や疾患の看護計画である。入院から退院までに実施される治療・検査・処置・活動・食事・排泄・患者教育などを期待される結果とともに　経時　的に一覧表でまとめてある。標準的な経過をたどらない患者には個別的に看護計画を立案する必要がある。

6　姿勢・動作

　姿勢は、　体位　と　構え　（　肢位　）に分類される。よい姿勢は　重心　が安定し、筋肉や関節への負担が少ない。また、外観が美しく、内臓諸器官への負担が少ない。

●体位

　体位は、重力方向に関する身体の　位置　を示す。立位、座位(椅座位、端座位、長座位、半座位、起座位)、臥位(仰臥位、側臥位、腹臥位、シムス位)がある(**図2-5**)。
- **立位**：　支持基底面　が狭く、　重心　が高いため不安定になりやすい。また、エネルギー消費量が多い。
- **　椅座位　**：椅子に座る体位で、立位に比べて重心が　低く　、支持基底面が広く　安定　している。

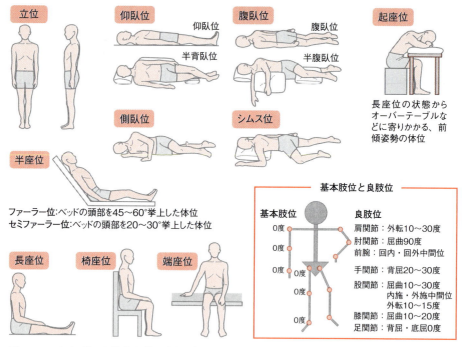

図2-5 さまざまな体位と構え(肢位)

- 端座位：ベッドの端に座り、足底を床につける体位である。
- 長座位：下肢を伸ばした座位で、上半身が不安定となりやすく腰部や殿部への負担がある。
- 半座位（ファーラー位）：上半身を45度に起こした体位である。20～30度に起こす場合はセミファーラー位という。支持基底面が広く安定している。
- 仰臥位：支持基底面が広く安定している。エネルギー消費量は最も少ないが、長時間、骨突出部位が圧迫されると褥瘡ができやすい。
- 側臥位：仰臥位に比べ支持基底面が狭く、不安定である。
- 腹臥位：顔を横に向けたうつぶせの体位である。

●構え(肢位)

構え(肢位)とは、頭部・体幹・四肢の身体各部の相対的な位置関係を示す(図2-5)。基本肢位とは、立位で各関節の角度が0度となる。良肢位とは関節拘縮・筋萎縮を最小限に抑え、日常生活動作上の支障が少ない肢位をいう。

●ボディメカニクス

- ボディメカニクス：解剖生理学や物理学、人間工学などを活用することで看護師の身体的負荷が少なく、患者の安全・安楽につながる技術である。
- ボディメカニクスの原則：

① 摩擦力 を少なくすると移動しやすい(小さくまとめる。スライディングシートなどを移動するなど)。

②支持基底面を 広く 、重心の位置を 低く すると安定性がよい。

③重心線が支持基底面の 中心に近い ほど安定性がよい。

④ てこ や トルク の原理を使う。

⑤ 大きな筋群 (大胸筋、広背筋、大腿四頭筋など)を使う。

・ 体位変換 ：活動や安楽などの援助の目的に合わせて患者の体位を変えることである。仰臥位から端座位への体位変換では、患者の 肘関節 を支点にして、弧を描くように患者の上体を起こす。患者の肩と膝窩部を支えながら、殿部 を支点にして回転させる。足底が床に着くように足をおろす。仰臥位から側臥位への体位変換では、看護師は患者の向く側に立つ。患者の 膝 を立て、遠い方の肩と膝に看護師の手を置き、膝 を倒し、腰 → 肩 の順で回転させる。

7 安全・安楽

● 医療事故防止

医療事故 とは、医療現場で患者や医療従事者に被害が発生したものをいう。過失があった場合を 医療過誤 という。アクシデント とは、事故に至ってしまった事象をいう。インシデント （ヒヤリ・ハット ）は、危ないことが起こったが事故に至らなかった事象をいう。

事故防止には、医療安全を考慮した 施設環境の整備 、誤薬 や 誤処置 や 患者誤認 への対策、安全な援助技術を身につけることが必要である。

誤薬防止には、 6 R (正しい 患者 、正しい 薬剤 、正しい 目的 、正しい 用量 、正しい 方法 、正しい 時間)を確認する。患者誤認防止には、フルネーム で氏名確認、患者識別用リストバンド や診察券のID確認、複数 の看護職員で確認する。

● 身体拘束

身体拘束 （抑制 ）は、対象者の安全を守る、治療上の必要性などを目的として、行動を制限することである。人権擁護 の面から、1999年『身体拘束の禁止規定』、2001年『身体拘束ゼロへの手引き』が出された。

身体拘束の実施基準には、看護師の情報をもとに 医師 が抑制の必要性を判断する。判断する基準には、3つの要件（切迫性 、非代替性 、一時性)がある。

抑制を実施する際、患者の人権や 安全・安楽 に配慮し、必要最小限の 方法・時間 で実施する。局所圧迫や摩擦による 皮膚 障害・循環 障害に気をつける。抑制の理由、抑制方法、抑制開始時間、抑制中の状態 、抑制終了時間を記録する。

抑制に使用する器具には、全身または部分を抑制するもの、拘束衣、降りられないように囲むような ベッド柵 、離床センサーなどがある。

●災害看護

災害には、自然災害と人為的災害がある。日本災害看護学会では、『災害看護とは、災害に関する看護独自の知識や技術を体系的にかつ柔軟に用いるとともに、他の専門分野と協力して、災害の及ぼす 生命 や 健康生活 への被害を極力少なくするための活動を展開すること』と定義されている 1 ）。

災害サイクルには、救出・救助 期（発生直後～6時間）、急性 期（発生直後～1週間位、亜急性 期（1週間～1か月位）、慢性期または復興期（1か月～3年位）、静穏 期（3年位～）に分けられる。

トリアージ とは、多数の傷病者や死者が同時に発生した場合、救命のために治療・搬送の 優先順位 をつけることである。訓練を受けた者が傷病者にトリアージタッグをつける。トリアージカテゴリーは、次のように識別されている。

> Ⅰ　赤　：最優先・要緊急 治療
> Ⅱ　黄　：待機・非緊急 治療
> Ⅲ　緑　：軽症・救急搬送 不要
> 0　黒　：不搬送・死亡・絶望的重篤

参考文献
1）水戸優子ほか：新看護学7 基礎看護2 基礎看護技術、医学書院、2018
2）千葉京子ほか：看護学入門 基礎看護Ⅰ 基礎看護技術、メヂカルフレンド社、2017
3）角濱春海ほか：看護実践のための根拠がわかる基礎看護技術、メヂカルフレンド社、2016
4）藤野彰子ほか：新訂版 看護技術ベーシックス、第2版、サイオ出版、2017

第2章 | 1 基本となる看護技術

過 去 問 題

問1 コミュニケーションについて、正しいものはどれか。 （青森 2018）

1. マスコミュニケーションは、個人間で行われるメッセージのやりとりである。
2. 「食欲はありますか」は、開かれた質問である。
3. コミュニケーションをとる際には、落ち着いた静かな環境を整えることが大切である。
4. 非言語的コミュニケーションは、音声を伴わない。

[　　　　　]

問2 患者とのコミュニケーションについて、誤っているものを一つ選べ。

（関西 2018）

1. 患者の言葉に耳を傾けることで、看護者が患者に関心をもっていることを伝えることができる。
2. 患者と話すときは適切な空間距離をとる。
3. 話がまとまらない場合は、内容を要約して確認する。
4. アイコンタクトでメッセージを送ることはできない。

[　　　　　]

問3 コミュニケーションについて、誤っているのはどれか。 （山口 2018）

1. 看護場面ではマスコミュニケーションが基本となる。
2. 非言語的コミュニケーションのひとつに身振りがある。
3. 「はい」または「いいえ」のどちらかでその選択を問う質問を、閉じられた質問という。
4. 患者をよく知るためには傾聴が大切である。

[　　　　　]

問4 観察について、適切でないのはどれか。 （佐賀 2018）

1. 患者から得られる情報には、主観的情報と客観的情報がある。
2. 観察により、対象者の異常を早期発見することができる。
3. 問診は、観察の技法に含まれる。
4. 看護師の直感的な気づきは、観察として無効である。

[　　　　　]

問5 観察について、**誤っているもの**はどれか。 　　　　　　　　　　　（奈良 2018）

1．看護ケアの評価に活用できる。
2．身体的な側面と心理・社会的側面の観察がある。
3．問診は、観察として無効である。
4．看護師の感覚を通して行う。

[　　　　　　　]

問6 観察の方法と得られる情報について、**誤っている組合せ**はどれか。

（山口 2018）

1．視診　―　姿勢
2．触診　―　皮膚の湿潤
3．打診　―　腸の蠕動音
4．聴診　―　呼吸音

[　　　　　　　]

問7 バイタルサインについて、**正しいの**はどれか。 　　　　　　（山口 2018）

1．成人で1分間に24回以上の呼吸を過呼吸という。
2．血圧が高い場合は硬脈がみられることが多い。
3．収縮期血圧は臥位より座位の方が高い。
4．口腔温より腋窩温の方が高い。

[　　　　　　　]

問8 バイタルサインについて、**誤っているもの**はどれか。 　　（青森 2018）

1．呼吸数は、対象者に意識させないように測定する。
2．成人の場合、脈拍数が1分間に100回以上を頻脈という。
3．血圧測定において、マンシェットの幅が狭い場合、通常より低く測定される。
4．体温は一般に、腋窩温＜口腔温＜直腸温の関係にある。

[　　　　　　　]

問9 バイタルサインの測定について、**適切なの**はどれか。 　　（奈良 2018）

1．触診法による血圧測定は、拡張期血圧値が測定される。
2．腋窩検温時の体温計の挿入角度は90度である。
3．脈拍の基本的な測定部位は、橈骨動脈である。
4．肺胞呼吸音は、吸気時には聞こえない。

[　　　　　　　]

問10 バイタルサイン測定について、正しいものを一つ選べ。　　　(関西 2018)

1．ジャパンコーマスケールを使うときは、痛み刺激は行わない。

2．経皮的動脈血酸素飽和度は、パルスオキシメーターで測定する。

3．脈拍測定は、橈骨動脈の上に母指を添えて測定する。

4．直腸検温は成人の場合、1.5〜2cm挿入する。

[　　　　　　　]

問11 体温測定で適切なのはどれか。　　　(埼玉 2018)

1．口腔検温は舌の上で測定する。

2．麻痺がある場合の腋窩検温は患側で測定する。

3．腋窩検温は体温計を体軸に対し90度で挿入する。

4．乳児の直腸検温は体温計を肛門から2.5〜3.0cm挿入する。

[　　　　　　　]

問12 呼吸について、誤っているのはどれか。　　　(佐賀 2018)

1．呼吸運動の種類には、胸式呼吸、腹式呼吸、胸腹式呼吸がある。

2．呼吸は、延髄にある呼吸中枢によってコントロールされている。

3．成人の正常な呼吸回数は、14〜20回/分程度である。

4．クスマウル呼吸とは、呼吸が徐々に大きくなってから徐々に小さくなり無呼吸になることをいう。

[　　　　　　　]

問13 血圧測定について、適切でないのはどれか。　　　(佐賀 2018)

1．マンシェットの幅が狭いと、測定値は高くなる。

2．日本工業規格(JIS)におけるマンシェット内のゴム嚢の幅は、13cmである。

3．血圧計を加圧した後に減圧する際、1拍動につき6mmHgに調整する。

4．触診法では、拡張期血圧を測定することはできない。

[　　　　　　　]

問14 意識とその観察方法について、適切なのはどれか。　　　(佐賀 2018)

1．重要な生命徴候の1つである。

2．最初に痛み刺激を与えて、意識レベルを観察する。

3．対光反射は、ペンライトで左右同時に光を差し入れて観察する。

4．グラスゴー・コーマ・スケール(GCS)は、3〜20点の合計点で評価する。

[　　　　　　　]

問15 ジャパンコーマスケール（3-3-9度方式）による意識レベルの評価法でⅡ-20 はどれか。 （埼玉 2018）

1．痛み刺激に顔をしかめる。

2．自分の名前や生年月日が言えない。

3．痛み刺激に払いのける動作をする。

4．大声で呼ぶか身体を揺さぶれば開眼する。

[　　]

問16 看護記録の意義と目的について、適切でないのはどれか。 （奈良 2018）

1．看護行為を評価するための資料となる。

2．医療チームメンバー間で情報を共有する手段となる。

3．法的証拠にはならない書類である。

4．診療記録の一部として位置づけられる。

[　　]

問17 看護記録について、誤っているものはどれか。 （青森 2018）

1．要点を押さえ、簡潔・明瞭に記入する。

2．記録を誤った場合は、修正液で消して正しく書き直す。

3．看護計画とは、患者の問題を解決するための個別的なケアの計画を記載したものである。

4．看護サマリーとは、患者の経過や情報を要約したものである。

[　　]

問18 報告について適切でないのはどれか。 （埼玉 2018）

1．経過の次に結論を報告する。

2．記録を提示しながら報告する。

3．緊急時は一刻も早く報告する。

4．相手が理解できる速度で報告する。

[　　]

問19 クリニカルパスについて、誤っているものはどれか。 （奈良 2018）

1．入院治療を効率よく行うために活用する。

2．標準的な治療スケジュールである。

3．医療者のみが活用するツールである。

4．入院中の経過を理解しやすくなる。

[　　]

問20 看護過程について、正しいものはどれか。　　　　　　　　（青森 2018）

1．構成要素は、アセスメント・実施・評価の3段階である。

2．情報の整理に用いるヘンダーソンによる基本的看護の構成要素は、11項目である。

3．看護目標は、看護者の目ざすべき姿を表現したものである。

4．具体策として、観察計画、ケア計画(直接ケア計画)、教育計画をそれぞれ示す。

[　　　　　]

問21 看護過程について、正しいものを一つ選べ。　　　　　　　（関西 2018）

1．問題解決アプローチでは、患者の個別性は考慮されない。

2．看護診断にはNANDAインターナショナルによる定義と分類を参考にすることができる。

3．看護計画における目標には期限を設けない。

4．評価は患者の退院が決定したときのみ行う。

[　　　　　]

問22 看護過程について、正しいのはどれか。　　　　　　　　　（佐賀 2018）

1．NANDAインターナショナルの看護診断は、11の機能的健康パターンに基づいて情報を整理する。

2．看護援助によって期待される成果(目標)には、長期目標と短期目標がある。

3．計画は、観察計画とケア計画の2つからなる。

4．評価は、1人の患者につき1回のみ行う。

[　　　　　]

問23 次のうち、正しいのはどれか。　　　　　　　　　　　　　（山口 2018）

1．半座位(ファーラー位)は、ギャッチベッドなどで上半身を90度起こす体位である。

2．右側臥位は右の側面を上にする。

3．端座位は下肢を前方にまっすぐ伸ばした体位である。

4．仰臥位は体位の中で支持基底面が最も広い。

[　　　　　]

問24 体位について、誤っているのはどれか。　　　　　　　　　　（奈良 2018）

1．立位は、支持基底面が広い。

2．仰臥位は、体位の中で重心が最も低いため安定している。

3．長座位 は、腰部や 殿部への負荷が大きい。

4．腹臥位は、顔を横に向けうつ伏せになる体位である。

[　　　　　　]

問25 姿勢について、正しいのはどれか。　　　　　　　　　　　　（佐賀 2018）

1．エネルギーの消費は、立位より臥位の方が大きい。

2．支持基底面は、仰臥位より側臥位の方が広い。

3．立位では、両足をそろえると安定性がよくなる。

4．長座位では、上半身が不安定になりやすい。

[　　　　　　]

問26 ベッド上仰臥位から端座位への体位変換の援助について、適切でないのはどれか。　　　　　　　　　　　　　　　　　　　　　　　　　　　（奈良 2018）

1．頸部から肩へと看護師の腕を差し入れ、支持する。

2．患者の肘を支点に弧を描いて、患者の上体を起こす。

3．患者の殿部を支点(軸)に回転させ、下肢を降ろす。

4．ベッド端では、足底を床面から浮かせる。

[　　　　　　]

問27 ボディメカニクスで適切なのはどれか。　　　　　　　　　　（埼玉 2018）

1．小さな筋群を用いる。

2．重心の位置を高くする。

3．支持基底面積を広くする。

4．重心を支持基底面積の外側にする。

[　　　　　　]

問28 次のうち、誤っているものはどれか。　　　　　　　　　　　（青森 2018）

1．仰臥位から側臥位への体位交換は、患者の膝を立てて回転させると効率的に動かせる。

2．支持基底面が広い方が、安定性がよい。

3．立位は、重心が高く、安定している。

4．良肢位とは、そのまま固定しても筋萎縮と関節拘縮を最小限に抑える肢位をいう。

[　　　　　　]

問29 次のうち、誤っているのはどれか。 （山口 2018）

1. アクシデントとは、危ないことが起こったが、事故には至らなかった事象のことをいう。
2. インシデントとヒヤリ・ハットは同義語である。
3. 医療事故には、医療従事者が被害者である場合を含む。
4. 医療過誤は、医療事故発生の原因に医療機関・医療従事者の過失があるものをいう。

[　　　　]

問30 患者の誤認防止対策で適切でないのはどれか。 （埼玉 2018）

1. 与薬時は6Rを確認する。
2. 援助ごとに患者確認を行う。
3. 患者本人に名字を名乗ってもらう。
4. 入院時にリストバンドを装着する。

[　　　　]

問31 患者誤認防止について、誤っているものを一つ選べ。 （関西 2018）

1. 意識の清明な患者には、本人に氏名を名乗ってもらう。
2. 意識障害のある患者は、ベッドの名札で確認する。
3. 入院患者にネームバンド(患者識別バンド)をつけてもらう。
4. 外来では、呼び出した後に対面で氏名を確認する。

[　　　　]

問32 患者誤認防止対策として、適切でないのはどれか。 （山口 2018）

1. 患者本人に姓を名乗ってもらう。
2. 患者識別バンドを装備する。
3. 確認は、複数の看護職員で行うことが望ましい。
4. 患者の登録番号(ID番号)を確認する。

[　　　　]

問33 身体抑制について、誤っているものを一つ選べ。 （関西 2018）

1. 抑制は、一時的なものとし必要最小限の時間にとどめる。
2. 抑制帯、拘束衣及びミトンなどは拘束用具である。
3. 患者が自分で降りることができないようにベッド柵(サイドレール)で囲むのは、抑制にはならない。
4. 抑制帯を使用する際は、血行障害や摩擦による損傷を観察する。

[　　　　]

2 日常生活援助の看護技術

1 環境調整の援助

ナイチンゲールが『看護覚え書』のなかで 病床環境 の調整の必要性を書いているように、看護において大切な援助である。図2-6に病床環境とまとめた。

- **室温**： 至適温度 とは、暑くも寒くもなく、身体に負担が少なく、活動しやすい温度をいう。至適室温は、夏季 22〜26 ℃、冬季 17〜22 ℃である。冷房時は、外気温と室内温度の差が 5 ℃以上にならないようにする。適切な湿度は、夏季 45〜65 ％、冬季 40〜60 ％である。不快指数 70 以上で不快と感じる人が出始め、 85 以上で多くの人が不快に感じる。 換気 の目的には、汚染した空気と清浄な空気との入れ替え、湿度や室温の調整などがあり、病床整備や排泄の援助後などに行う。

- **照明**：JIS照度基準（ルクス：lx）では、昼間の病室は 100 ルクス、病棟・外来の廊下・待合室・面会室・浴室・洗面所トイレなどは 200 ルクス、ベッドの読書は 300 ルクス、深夜の病室・廊下は 5 ルクスである。病室の床面積の 1／7 以上の部分に採光（太陽の光）を確保する必要がある。

- **騒音**：環境基本法による騒音の基準では、住宅地域では昼 55 デシベル以下・夜間 45 デシベル以下、療養施設地域では昼 50 デシベル以下・夜間 40 デシベル以下である。

- **病室の床面積**：病室の床面積は一般病棟患者1人当たり 6.4 m²以上、片側個室に通じる廊下の幅は 1.8 m以上・両側個室に通じる廊下の幅は 2.1 m以上、ベッドの間隔は 1.2〜1.8 mと規定されている。

◉毎日の病床環境の整備

オーバーテーブルや床頭台、ベッド柵・ベッドフレームなどを 環境クロス などで拭く。シーツや枕カバーなどの 毛髪・落屑 などは粘着ローラーなどで取り除く。シーツの しわ を伸ばす。

◉臥床患者のシーツ交換（ベッドメーキング）

患者を 側臥 位にし、 片側 の汚れたシーツ類を取り除き、新しいシーツに交換する。患者を反対の側臥位にし、同様にシーツを交換する。

シーツ類をマットレスの下に入れ込むときは、手掌（手のひら）は 下 、手背（手の

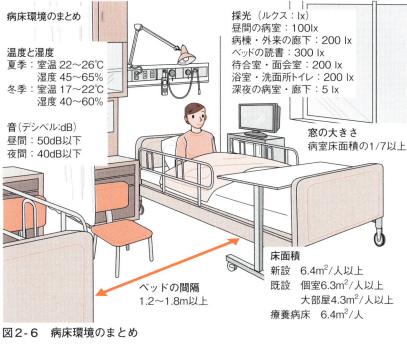

図2-6 病床環境のまとめ

甲）が 上 にして入れる。

シーツ類は 中央線 に合わせて広げ、しわのないように敷く。防水シーツは、失禁のある場合は 腰殿 部に、創部がある場合は 創部の下 に、嘔吐がある場合は頭側など必要の部位に敷く。

2 移動（移送・輸送）の援助

●車いすへの移乗

①車いすの 空気圧 、ブレーキ 、フットレストなど事前に確認しておく。

②車いすを患者の 健 側または 利き手 側にベッドと 30 度の角度で設置し、ブレーキをかける。

③患者を端座位にして、履物を履かせて足底を 床面につけ 体位を安定させる。

④患者の体幹を支え、患者を 前傾姿勢 にしながら一緒に立ち上がる。

⑤看護師は 車いす 側の足を軸にして、患者が車いすに座れるように移動させる。

⑥車いすに座らせた後、深く腰掛けて いるか確認する。

⑦フットレストを 下 げて、患者の足をのせる。

●車いすでの移送（図2-7）

①段差や溝があるときは、ティッピングレバー を踏みながら 前輪 を持ち上げて進む。

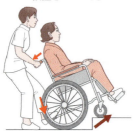
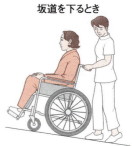

図2-7　車いす移送の注意点

②坂道を上るときは 前向 き、坂道を下るときは 後ろ向 きで進む。
③エレベーターに乗るときは 後ろ向 きで、下りる時は 前向 きで進む。

●ストレッチャーへの移乗
①ベッドとストレッチャーが 平行 になるように設置し、 ストッパー をかける。
②ストレッチャーの高さをベッドと一緒か、やや 低く （ 2～3cm ）になるように調節する。
③ スライディングボード などを使用して、患者をストレッチャーに移動させる。
④ストレッチャーの サイドレール を上げ、患者の姿勢や寝衣を整える。

●ストレッチャーでの移送（図2-8）
①原則は看護師2人で行い、患者の足側の看護師が 舵取り 、患者の頭側の看護師が 患者の状態を確認 する。
②基本的に 足 方向へ進む。
③上り坂は 頭 を進行方向へ、下り坂は 足 を進行方向にして進む。
④エレベーターは降りてからの 移動状況 を考えて、乗り込む向きを決める。
⑤段差がある場合、ストレッチャーを 少し持ち上げ 、ゆっくり静かに越える。
⑥角を曲がるときは、頭が揺れないようにゆっくり 大きく 方向をかえる。

●歩行介助
① 踵 のある滑りにくい靴を履いているか、寝衣の裾が長すぎないか確認する。
②患者の 患側のやや後方 に立ち、ふらつきがあれば 腰背部 を支えられるようにする。

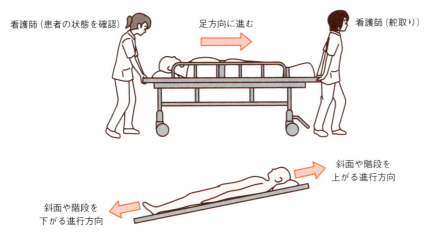

図2-8 ストレッチャー移送の注意点

③T字杖の使用の場合、杖を把持したとき、肘関節が 30 度に屈曲する高さになっている。健側で杖を持ち、足先・足の外側それぞれ 15cm の位置に杖先をつくと支持基底面が広く安定しやすい。
④杖歩行では、❶歩幅分くらい 杖 を前に出す、❷杖を持っていない側の足を出す、❸杖を持っている側の足を出す、を繰り返して歩行する。
⑤階段の昇降は、上りは 健側 の足から、下りは 患側 の足から進む。

3 衣生活の援助

●衣生活の援助の目的

衣生活の援助の目的は、次のとおりである。
① 体温調節 を助ける。
②皮膚の 生理機能 を保持する。
③外部からの汚染や刺激から守る。
④気分を爽快にする。
⑤他者とのかかわりを良好にする。

●病衣の種類

病衣の種類には、和式寝衣やパジャマ型寝衣などの 一般寝衣 と、術後寝衣やファスナー付き介護衣などの 特殊寝衣 がある。病状やセルフケア能力などを考慮して選択する。

●和式寝衣交換

①片側の肩の部分をゆるめ、 肘関節 を支えて 肘 から袖を脱がせる。

②新しい寝衣の袖口から看護師の手を入れ、患者の 手関節 を支えながら袖を通し、片側の 前身ごろ を広げる。

③患者を側臥位にし、汚れた寝衣を 内側に丸め ながら患者の下に押し入れる。

④新しい寝衣の 背縫い を脊柱に合わせ、患者を仰臥位に戻す。

⑤汚れた寝衣を取り除き、新しい寝衣の左前身ごろが 上 になるように着せる。紐は 横結び になるように結ぶ(右前身ごろが上、紐が立て結びは 死装束 である)。

●特殊な場合の寝衣交換

丸首の上着は、肘関節 を屈曲させ、支えながら袖を脱がせる。ズボンの着脱では、足関節を支えながら、片足ずつ 着脱させる。

麻痺や創部などがある場合、健側 から脱衣し、患側 から着せる。感染症の患者の寝衣は、ビニール袋に入れ、感染物 がわかるように明記する。

---

4 睡眠と休息の援助

●サーカディアンリズム

サーカディアンリズム (概日リズム)とは、約24時間の体内時計によって、昼間に覚醒し、夜間に睡眠するリズムをいう。睡眠には 深部体温 のリズムも関係がある。また、同調因子として、光 、食事 、運動、仕事や学校、人とのかかわりなどがある。

●睡眠

睡眠には、ノンレム 睡眠と レム 睡眠がある。ノンレム睡眠は4段階あり、3段階と4段階は 深い 睡眠である。レム睡眠は 急速眼球 運動を伴い、夢 を見ていることが多い。人の睡眠周期は 90 分である。成人の睡眠時間は 7〜8 時間である。

●睡眠中の生体の変化

・ノンレム 睡眠：体温・血圧・脈拍・呼吸の低下、筋肉の緊張低下、副交感神経の機能が亢進する。

・レム 睡眠：筋緊張の低下が著明、脳への血流増加、脈拍・呼吸・血圧が上がる。

●安眠への援助

・睡眠環境を整える：寝具や寝衣 の調整、照明 の調整、騒音 を防ぐ、室温・湿度 の調整

・生活リズムを整える：活動と休息 のバランス調整、起床・食事などの 生活時

間 の調整

・就寝前の リラクセーション ：足浴、不安の傾聴、マッサージ
・眠剤：処方されている眠剤を 指示どおり に予薬する。

5　清潔の援助

●清潔援助の目的

清潔援助の目的は、次のとおりである。

① 感染 の予防

②皮膚の 生理機能 の保持

③爽快感やリラックス効果

④ 血液循環 の促進

⑤他者から 好印象 を得る

　また、清潔援助では、対象に合わせた方法の選択や 羞恥心・保温 に配慮することが大切である。入浴やシャワー浴を行う際、 空腹時 や 食事直後 を避ける。

●入浴

　入浴は、 血液循環 の促進、爽快感が得られる、 浮力 によって関節が動きやすくなるなどのメリットがある。一方、 体力が消耗 しやすく、 静水圧 による循環器・呼吸器への負担がある（図2-9）。

①浴槽に 38～40 ℃の湯を張る（ 42 ℃以上で交感神経が刺激され、血圧が上昇し心臓への負担が大きくなる）。浴室・脱衣所の室温を 22～26 ℃に調整する。

②ナースコールやシャワーに 不具合 がないことを確認し、必要な補助具（シャワーチェアなど）を配置する。

①温熱作用
・循環促進：脈拍の増大
・血圧の変動
・多量の発汗
・神経の感受性の低下：リラックス、鎮静

②静水圧作用
・新陳代謝の促進
・循環促進：末梢の血管への作用と温熱効果との相乗作用
・腹部への圧迫により横隔膜の挙上：呼吸運動が抑制される

③浮力作用
・筋肉の負担軽減：疲労回復
・関節可動範囲の拡大：運動機能回復

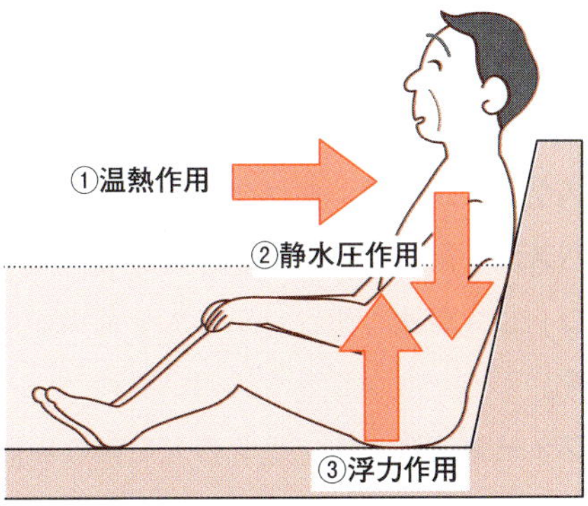

①温熱作用
②静水圧作用
③浮力作用

図2-9　入浴が全身に及ぼす作用

（桑島厳：寒冷期における中高年の入浴事故、日本医事新報、3996、p.2、2000より改変）

③身体的負担があるため、入浴時間は 10分 以内とする。

●全身清拭

①バケツに 60 ℃程度の湯を用意する。ベースンに湯を入れる際、50〜55 ℃に保つように調整する（タオルの表面温度を 40〜45 ℃に保つため）。

②顔→前頸部→ 上肢 → 胸部 → 腹部 →腰背部（下肢）→下肢（腰背部）→ 陰部・殿部 の順で拭く。

③絞ったタオルは看護師の 前腕内側 にあて、温度を確認する。

④ 筋肉 の走行に沿って、末梢 から 中枢 に向けて拭く。その際、タオルの端が出ないように持ち、皮膚から離さずに一定の 圧力 で拭く。

⑤陰部の清拭（または洗浄）では、必ず 手袋 を着用する。外陰部の皮膚や粘膜は強くこすらない。女性は 尿道口 → 外陰部 → 肛門 、男性は 尿道口 → 陰茎 → 陰嚢 → 肛門 の順で拭く。

●洗髪

①適温の 40 ℃より少し高め（41〜42 ℃）の湯をバケツに用意する（洗髪車は 40 ℃で用意）。

②頭がケリーパッドの 中央 にくるように挿入し、空気 を調整し高さを合わせる。洗髪車では、頭受の高さとベッドの高さが 水平 になるように調整する。

③片手で患者の 頭部 を支え、頭皮を傷つけないように 指の腹 を用いて、適度な圧で洗う。

●口腔ケア

口腔ケアの目的には、感染予防、唾液分泌 の促進、食欲 増進、生活リズムを整えるなどがある。

①座位・ファーラー位の場合、頭部を 軽く前屈した 体位にする。仰臥位では 顔を横 に向ける。

②歯ブラシを用いる場合、口唇や頬粘膜を指で避けながら、奥 から 手前 にかけて磨いていく。1回の開口は 20〜25 秒を限度にする（図2-10）。

・スクラビング法：歯ブラシを歯に 直角 に当て、小刻みに動かす。

・バス法：歯ブラシを歯と歯肉の境に 45度 の角度で当て、小刻みに動かす。

・ローリング法：歯ブラシの先を歯肉から歯の表面にあて、回転 させるように動かす。

・フォーンズ法：歯ブラシの先を歯の表面に 直角 に当て、円を描くように動かす。

③舌苔がある場合、舌ブラシなどを用いて、強くこすらない ように除去する。

④義歯は 下顎 から外し、上顎 からつける。義歯の洗浄時、歯磨き剤 は使用せ

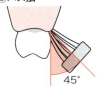
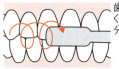

図2-10 ブラッシングの方法

ず、義歯用歯ブラシで水やぬるま湯で洗浄する。義歯は乾燥による変形防止のため 水につけて 保管する。

6 褥瘡の予防

身体の 活動性 が低下し、 同一部位 が圧迫されると褥瘡が発生しやすくなる。 皮膚の湿潤 、 低栄養 、 知覚・認知 障害、皮膚への 摩擦 や ずれ なども褥瘡の発生要因である。

- 褥瘡の好発部位： 筋肉 や 皮下組織 が薄い部位

　 仰臥 位：後頭部、肩甲骨部、肘頭部、仙骨部、踵骨部など

　 側臥 位：耳介部、肩峰突起部、大転子部、膝関節部、外果部など

　 腹臥 位：耳介部、肩峰突起部、乳房（女性）、性器（男性）、膝関節部、趾部

- 褥瘡の分類：NPUAP（米国褥瘡諮問委員会）の深達度による分類では、 6ステージ （DTI、ステージⅠ、Ⅱ、Ⅲ、Ⅳ、Ⅴ、判定不能）ある。
- 褥瘡発生予測スケール（ 日本語版ブレーデンスケール ）：知覚の認知、湿潤、活動性、可動性、栄養状態、摩擦とずれの項目に対し、1～4点で点数をつける。合計点数が 低い と褥瘡発生リスクが高い。
- 褥瘡の予防：

　① 褥瘡発生リスク をアセスメントする。

　②体位変換（ 2時間 ごとに 30 度側臥位）や褥瘡予防用具を用いて除圧を図る。

　③ スキンケア を行う。

　④ 栄養状態 を整える。

　⑤皮膚の 摩擦やずれ を防ぐ。

7　栄養と食生活の援助

食事の意味には、次のようなものある。
①生命維持や活動などに 必要な栄養を得る 。
② 基本的ニード である。
③満足感が得られる。
④コミュニケーションの場となる。
・病院食の種類： 一般食 と 特別食 （治療食・検査食）がある。
・摂食・嚥下のプロセス：5期（ 先行 期、 口腔準備 期、 口腔 期、 咽頭 期、 食道 期）に分かれる。この5期のいずれかの機能に障害があると嚥下障害が生じる。嚥下障害があると 窒息 や 誤嚥性肺炎 が起こるリスクが高まる。

●食事介助

①食事介助の前に 尿意 や 便意 を確認する。
②患者の嚥下状態や体調に合わせて体位を整える〔誤嚥予防のために 頸部前屈位 （図2-11）とする〕。
③ 食札 と 患者氏名 を確認して配膳し、メニューを説明する。
④必要時、 義歯 を装着する。
⑤誤嚥予防のため、患者より 低い 位置に座って介助する。
⑥口腔や食道を潤すために 液状 物から口に運ぶ。
⑦患者のペースに合わせて援助する。患者が使用しやすい 自助具 を用いて、 残存機能 を活かしながら介助する。嚥下障害のある患者の場合、小さいスプーンで 一口量 を少なくする。
⑧麻痺がある場合、食物は 健側 の舌の上に入れる。
⑨ 嚥下 したことを確認してから次の食物を口に運ぶ。
⑩食後、食事量を確認して下膳する。 口腔ケア を行う。
⑪食後は胃から逆流防止のため、 30分～1時間 程度はファーラー位とする。

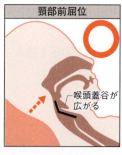
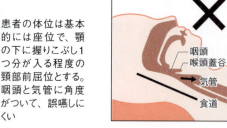

図2-11　頸部前屈位

8 排泄の援助

排泄とは、代謝によって不要となった 老廃物 を体外に排出することをいう。

- **排尿のしくみ**：腎臓で血液中の老廃物が 濾過 され、尿が生成される。腎臓でつくられた尿は、 尿管 を通って膀胱へ運ばれる。膀胱内に 150～300 mLの尿が溜まると尿意を感じ始め、 350～500 mLになると排尿が起こる。成人の1日の尿量は 1000～1500 mL、 4～6 回である。

- **排便のしくみ**：摂取された食物は胃から 小腸 へ送られて栄養を吸収される。 大腸 で水分が吸収され、便として排出される。成人の1日の排便は 1～2 回、 100～250 gの 有形 軟便である。

- **排尿障害**：
  - 頻尿 － 尿回数が10回/日以上
  - 稀尿 － 尿回数が2回/日以下
  - 多尿 － 尿量が2500～3000mL/日以上
  - 乏尿 － 尿量が400mL/日以下
  - 無尿 － 尿が生成できず、尿量100mL以下
  - 尿失禁 － 膀胱に尿をためておけず漏らしてしまう状態
  - 尿閉 － 膀胱に尿が貯留しているが排出できない状態
  - 排尿困難 ：尿意はあるが排尿できない、または尿意がなく排尿できない状態

- **尿失禁**：
  - 切迫性 尿失禁－尿意とともに排尿が起こる。
  - 機能性 尿失禁－認知機能低下や運動機能障害によって失禁する。
  - 腹圧性 尿失禁－腹圧がかかることで失禁する。
  - 溢流性 尿失禁－残尿が多量にあり失禁する。

●排尿・排便介助

① 尿意・便意の訴えには 速やかに 応じる。

② 羞恥心 に配慮し、臭気や音、会話など気を配る。

③ 飲水や食事は排泄と関わりが大きく、 適切に摂取で きるように援助する。

④ ベッド上で和式・洋式便器を使用する場合、温めた便器の 中央部 が肛門部にくるように当てる。

⑤ ベッド上で女性が尿器を使用する場合、尿が飛散しないよう 外陰部 にトイレットペーパーを当てる。男性の場合、陰茎を尿器に入れ、可能であれば患者自身に 陰茎 と 尿器 を押さえてもらう。

⑥ 女性の排尿終了後、 尿道 から 肛門 へ向かって拭く。

⑦ おむつ交換毎に陰部・殿部の清拭を行い、 1日1回 は洗浄剤を用いて洗浄する。

汚染したおむつは 内側 に丸めて取り除く。新しいおむつは漏れを防ぐためにおむつの内側のひだ（ギャザー）を 立てる 。

●便秘への援助

① 水分 や 食物繊維が豊富な食事 の摂取を促す。

② 活動 を取り入れる。

③ 腹部温罨法 やマッサージを行う。

④排便を 我慢させない 。

⑤ベッド上での排便は、可能な範囲で 上半身 を挙上し、 腹圧 がかけられる体位とする。

引用文献
1）日本災害学会：日本災害看護学会設立の趣意より、http://www.jsdn.gr.jp/、2018年10月15日検索

参考文献
1）水戸優子ほか：新看護学7 基礎看護2 基礎看護技術、医学書院、2018
2）千葉京子ほか：看護学入門 基礎看護Ⅰ 基礎看護技術、メヂカルフレンド社、2017
3）角濱春海ほか：看護実践のための根拠がわかる基礎看護技術、メヂカルフレンド社、2016
4）藤野彰子ほか：新訂版 看護技術ベーシックス、第2版、サイオ出版、2017

第2章 | 2 日常生活援助の看護技術

過 去 問 題

問1 環境について、適切なのはどれか。 （奈良 2018）

1. ナイチンゲールは、「環境」が健康に影響を及ぼすと説いた。
2. 湿度は、70％を維持する。
3. 室内の温度は、28℃がよい。
4. 不快な臭気がなければ、換気は必要ない。

[　　　　　]

問2 環境調整について、正しいのはどれか。 （佐賀 2018）

1. 病室に必要な明るさは、最低500ルクスである。
2. 冬の至適温度は、25℃以上とされている。
3. 病院の病床の面積は、患者1人あたり3.3㎡と規定されている。
4. 療養施設地域における夜間の騒音の環境基準値は、40デシベル以下である。

[　　　　　]

問3 病室の環境について、誤っているのはどれか。 （山口 2018）

1. 快適と感じる湿度は80％以上である。
2. 冬の至適温度は17〜22℃である。
3. 病床整備の際は換気を行う。
4. 会話や音楽も騒音となることがある。

[　　　　　]

問4 ベッドメーキングについて適切でないのはどれか。 （埼玉 2018）

1. シーツはしわのないように敷く。
2. ベッドの中心線とシーツの中心線を合わせて敷く。
3. マットレスの下にシーツを入れるときは手掌を上に向ける。
4. 失禁のある患者の防水シーツは殿部の位置に合わせて敷く。

[　　　　　]

問5 臥床患者のシーツ交換について、適切でないのはどれか。　　(佐賀 2018)

1．患者を側臥位にし、片側ずつシーツを交換する。

2．シーツにしわやたるみを作らない。

3．シーツをマットレスの下に入れ込むときは、手のひらを上に向ける。

4．終了後、患者の疲労度を観察する。

[　　　　　]

問6 移動、移送の援助について、誤っているものはどれか。　　(青森 2018)

1．歩行時の介助では、看護者は患者の健側に立つ。

2．車椅子への移乗時は、車椅子を患者の健側または利き手側に置く。

3．車椅子による移送では、患者を車椅子に深く座らせる。

4．車椅子による移送では、エレベーターに乗る際、後ろ向きで乗る。

[　　　　　]

問7 移動の援助について、適切なのはどれか。　　(佐賀 2018)

1．患者を車椅子に移乗させるときは、フットレストを下げておく。

2．車椅子で段差を上がるときは、ハンドルに看護師の体重をかけて前輪を持ち上げる。

3．ストレッチャーで移送するときは、先行する看護師が、進行方向の安全を確認する。

4．ストレッチャーで斜面を上がるときは、進行方向に患者の足を向ける。

[　　　　　]

問8 ストレッチャーによる移送で適切なのはどれか。　　(埼玉 2018)

1．下り坂は頭側から進む。

2．頭側の看護師が患者の状態を確認する。

3．段差がある場合はスピードを速めて乗り越える。

4．ストレッチャーへの移動時はストッパーをはずしておく。

[　　　　　]

問9 次のうち、正しいものはどれか。　　(青森 2018)

1．衣服の着脱は、患側から脱ぎ、健側から着る。

2．和式寝衣の場合は、左側の前身ごろが下になるように着せる。

3．パジャマのズボンを下腿まで脱がせたら、踵部を支えながら片方ずつ脱がせる。

4．汗が付着した衣類は、感染性がある物として扱う。

[　　　　　]

問10 病衣の種類や条件で適切なのはどれか。　　　　　　　　　（埼玉 2018）

1．手術直後の病衣の選択は患者の好みを優先する。

2．病衣は肉眼的に汚染があるときに交換すればよい。

3．感染症患者が使用した病衣と他の病衣は同じ取り扱いでよい。

4．片麻痺のある患者の病衣は運動機能やセルフケア能力を考慮して選択する。

[　　　　　]

問11 臥床患者の和式寝衣の交換について、適切なのはどれか。　　（奈良 2018）

1．肘関節を支えるように持ち、袖を抜く。

2．肩や腕などに痛みや傷がある場合は、患側から脱がせる。

3．すべて脱衣させた後に新しい寝衣を着せる。

4．寝衣の左身ごろが、右身ごろの下になるよう整える。

[　　　　　]

問12 睡眠について、誤っているものはどれか。　　　　　　　　（青森 2018）

1．成人の睡眠時間は、4時間確保できれば十分である。

2．レム睡眠は、急速眼球運動を伴う。

3．概日リズム（サーカディアンリズム）とは、昼間に覚醒し、夜間に睡眠をとる毎日のリズムである。

4．ヒトの睡眠周期は、90分〜120分である。

[　　　　　]

問13 睡眠への援助について、適切でないのはどれか。　　　　　（奈良 2018）

1．睡眠の状況を確認する。

2．入眠への援助として、足浴を行う。

3．就寝前は、光刺激を受けない環境を作る。

4．患者が不眠を訴える場合は、まず睡眠薬の使用を行う。

[　　　　　]

問14 睡眠について、正しいものを一つ選べ。　　　　　　　　　（関西 2018）

1．サーカディアンリズムは生活習慣の影響を受けない。

2．病院の環境は睡眠を妨げる因子にはならない。

3．体温は入眠とともに低下し、覚醒する頃に上昇する。

4．レム睡眠は浅い睡眠から深い睡眠まで、4つの段階に分けられている。

[　　　　　]

65

問15 清潔の援助について、<u>誤っている</u>のはどれか。 (山口 2018)

1．洗髪は、指の爪で頭皮をマッサージするように洗う。

2．足浴は、39～41℃の湯を使用する。

3．清拭は心身を爽快にする効果がある。

4．陰部洗浄時は、陰部の不要な露出を避ける。

[　　　　　]

問16 入浴について、正しいものを一つ選べ。 (関西 2018)

1．食直後は消化管に血流を集中させるため、入浴は避ける。

2．湯の温度は35～37℃とする。

3．バイタルサインのチェックは入浴後のみ行う。

4．入浴後の飲水は口渇の訴えがなければ促さない。

[　　　　　]

問17 患者の洗髪について、適切なのはどれか。 (奈良 2018)

1．洗髪前は、ブラッシングしない。

2．頭皮をマッサージする。

3．ケリーパッドは、最大限に空気を入れた状態で使用する。

4．湯を用いて洗髪できない場合は、ホルムアルデヒドで頭皮・頭髪を拭く。

[　　　　　]

問18 清潔の援助について、<u>適切でない</u>のはどれか。 (奈良 2018)

1．陰部洗浄は、手袋を用いて行う。

2．女性の陰部洗浄は、肛門から外尿道口に向かって洗う。

3．腹部の清拭は、腸の走行に沿って円を描くように拭く。

4．口腔の清潔援助を仰臥位で行う場合は、顔を横に向ける。

[　　　　　]

問19 次のうち、<u>誤っている</u>ものはどれか。 (青森 2018)

1．清潔の援助は、心身をリラックスさせる効果がある。

2．入浴は、空腹時や食事の直後を避ける。

3．清拭時に準備をする湯の温度は42℃である。

4．洗髪時の湯の温度は40℃前後である。

[　　　　　]

問20 口腔の清潔援助について、正しい組合せはどれか。　　　　　（佐賀 2018）

　　a．口腔清拭時は、頭部を後屈した体位にする。

　　b．経口摂取が困難な患者は、口腔内の自浄作用が低下するため、清潔に留意する。

　　c．義歯は乾燥に弱いため、水につけて保管する。

　　d．歯磨き法のバス法とは、歯ブラシを歯面にあて、円を描くように磨く方法である。

　　　1　aとb　　　2　bとc　　　3　cとd　　　4　aとd

　　　　　　　　　　　　　　　　　　　　　　　　　　[　　　　　]

問21 口腔ケアの目的や方法について適切なのはどれか。　　　　　（埼玉 2018）

　　1．義歯は上顎から下顎の順にはずす。

　　2．ブラッシングは唾液分泌を促進する。

　　3．舌苔が多い場合は歯ブラシで強くこする。

　　4．義歯はティッシュペーパーに包み保管する。

　　　　　　　　　　　　　　　　　　　　　　　　　　[　　　　　]

問22 義歯の清掃と管理について、<u>適切でない</u>のはどれか。　　　　（奈良 2018）

　　1．下顎の義歯から外す。

　　2．就寝時は、義歯を外す。

　　3．流水で洗浄する。

　　4．洗浄後は、乾燥させる。

　　　　　　　　　　　　　　　　　　　　　　　　　　[　　　　　]

問23 褥瘡について、正しいものを一つ選べ。　　　　　　　　　　（関西 2018）

　　1．身体の活動性が高くなると褥瘡が発生しやすくなる。

　　2．麻痺は褥瘡の発生要因ではない。

　　3．仰臥位の場合、肩峰突起部は好発部位である。

　　4．ブレーデンスケールは褥瘡発生予測スケールの一つである。

　　　　　　　　　　　　　　　　　　　　　　　　　　[　　　　　]

問24 褥瘡について、正しいのはどれか。　　　　　　　　　　　　（山口 2018）

　　1．発生要因のひとつに低栄養状態がある。

　　2．筋肉が厚い部位に好発する。

　　3．少なくとも5時間ごとの体位交換が必要である。

　　4．発赤部のマッサージを行う。

　　　　　　　　　　　　　　　　　　　　　　　　　　[　　　　　]

問25 褥瘡を予防するための援助として、適切でないのはどれか。　　　（佐賀 2018）

1．体圧分散マットレスの使用
2．スキンケア
3．ハイドロコロイドドレッシング材の使用
4．栄養管理

[　　　　　]

問26 食事の援助について、正しいものを一つ選べ。　　　（関西 2018）

1．病院食は治療食と検査食の2種類に分けられる。
2．座位やファーラー位の場合、患者の頸部は前屈した体位にする。
3．食事動作が不自由な場合は看護者が全面的に介助する。
4．自助具は看護者が使用しやすいものを選ぶ。

[　　　　　]

問27 食事介助について、誤っているのはどれか。　　　（山口 2018）

1．可能な限り自分で食事ができるような工夫をする。
2．食事は、お茶・スープなど液状のものから口に運ぶ。
3．嚥下障害のある患者の場合、大きいスプーンで一口量を多くすると飲み込みやすい。
4．食事摂取量を確認する。

[　　　　　]

問28 次のうち、正しいものはどれか。　　　（青森 2018）

1．食事介助をする前は、尿意や便意の確認を避ける。
2．食事を配膳する際は、患者にフルネームを名乗ってもらい、本人の食事であることを確認する。
3．ファーラー位（ファウラー位）で食事を介助する場合、頸部後屈位とする。
4．食後休む場合は、2時間程度ファーラー位（ファウラー位）をとる。

[　　　　　]

問29 自分で食べられない患者の食事介助の方法で適切なのはどれか。　　　（埼玉 2018）

1．はじめに固形物を口に運ぶ。
2．介助者のペースで援助する。
3．食事摂取時の体位は患者に任せる。
4．口に運ぶ食べ物を説明しながら援助する。

[　　　　　]

問30 排泄の援助について、**誤っている**ものはどれか。 （青森 2018）

1．自然排尿を促すために下腹部に温罨法を行う。

2．便秘時、運動は効果的である。

3．おむつ交換時、新しいおむつの内側のひだ（ギャザー）を内側に折りこむ。

4．ベッド上での排泄時は羞恥心に配慮する。

[　　　　　]

問31 排泄の援助について、**誤っている**ものを一つ選べ。 （関西 2018）

1．生活環境や生活リズムが変化すると、排泄習慣は容易に乱れる。

2．尿や便失禁のある患者には、おむつを積極的にすすめる。

3．プライバシーを守るためカーテンやスクリーンをする。

4．女性の場合は、排便時に排尿があることを考慮し、尿の飛沫防止を行う。

[　　　　　]

問32 排泄の援助について、適切なのはどれか。 （佐賀 2018）

1．おむつ使用の場合、陰部、殿部の清拭は、1日1回行う。

2．床上での排便介助は、水平仰臥位で行う。

3．夜間排尿回数が増えないように、水分摂取量を制限する。

4．腰背部の温罨法を行うことにより、排便を促す。

[　　　　　]

問33 排便の援助について、**誤っている**のはどれか。 （山口 2018）

1．精神的にリラックスした状態を保てるように支援する。

2．水分制限のない患者には、水分補給を行うように指導する。

3．便意があっても、いつもの排泄時間まで我慢するように説明する。

4．食事制限のない患者には、積極的に野菜や果物の摂取を勧める。

[　　　　　]

3 診療に伴う看護技術

1 診察の介助

　診察場面における看護師の役割は、医師の診察が円滑に行われ、患者が心身ともに 安楽で安全 に診察が受けられるようにすることである。

　環境を整え プライバシー と保温に留意する。診察部位はバスタオルなどでおおい 不必要な露出 を避ける。室温は24±2℃、湿度50〜60%が適している。

　患者を診察室へ迎え入れる際、姓名 を確認する。診察の手順や体位の説明は わかりやすい 言葉で具体的に行い、患者の 同意と協力 を求める。

　診察の方法として、問診、視診、触診、打診、聴診などがある。聴診 は、聴診器を用いて身体内部の状態を知る。

　問診における 家族歴 は、遺伝的素因や家族的に認められる疾患を知るためのものである。両親、同胞、配偶者、子どもの健康状態、死亡原因、年齢などを聞く。

　介助者が医師に物品を渡すときは、患者の 顔の上 で行わない。

　腹部の診察は仰臥位で両膝を 曲げ て弛緩させ、静かに呼吸させる。

2 身体の計測

　身体の計測には身体各部の長さや重さなどの 形態 を測るもの（図2-12）と、握力・肺活量などの身体の 機能 を測るものがある。

・**身長測定**：尺柱に後頭部・背部・殿部・踵部をつけ、膝を伸ばしてつま先を30〜

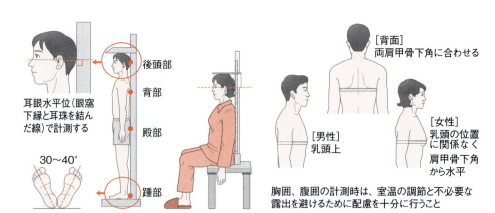

図2-12　身長、座高、胸囲測定

40度開く。顔は正面を向き顎を少し引き、耳眼水平位 を保ってもらう。計測者の目線を尺柱の目盛りと同じ高さに合わせて読み取る。身長は起床時が最も 高く 、日差は0.5〜1.5cmである。できるだけ測定する時刻や体位を一定にする。

- **体重測定**：食事、排泄、着衣の状況で変動するので 同一条件 で測定する。体格に関する指標の BMI （body mass index）は、体重（kg）を身長（m）の 2乗 で割った値である。
- **腹囲測定**：仰臥位で膝を 伸ばし 、臍 の位置の腹周囲を測定する。
- **胸囲測定**：背面は 肩甲骨下角 の直下部に、前面は乳頭の直上部に巻尺を水平に当てる。女性で乳房が隆起している場合、乳頭に 関係なく 水平に当てる。通常、安静 呼気終了時 の目盛りを読む。
- **頭囲測定**：前頭結節と 後頭結節 を結ぶ周囲の長さを測定する。
- **握力測定**：立位で両足を 軽く 開く（約15cm）。握力計の指針の面が 外側 になるように握る。左右交互に3回測定し、最大値 をとる。
- **肺活量**：平均値は成人男性3,500mL、女性2,500mL。深く息を吸い込んで、呼気が漏れないよう吹き込む。3回測定し、最大値 をとる。

3　検査の介助

検査の目的を理解し、採取時間、方法・量など指示どおりに確実に行い、速やかに 検査室に提出する。

- **尿検査**：通常、早朝尿 を用い、約100mL採取する。24時間蓄尿（蓄尿 ）の採取では、開始時の尿は 捨て 、24時間蓄尿する（図2-13）。終了時の尿は蓄尿容器に 入れる 。無菌尿が必要な場合は 導尿 を行い、滅菌試験管に採取する。
- **便検査**：消化管の出血性病変の診断、大腸癌 のスクリーニングで行う検査。便潜血反応 、寄生虫検査、細菌検査などがある。
- **喀痰検査**：通常、唾液や薬剤の影響が少ない 早朝起床時 にうがいをさせてから、

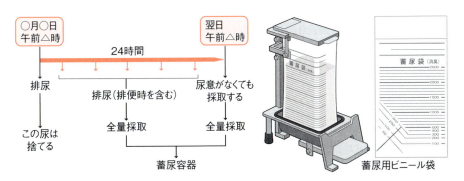

図2-13　蓄尿（24時間蓄尿）採取

痰を採取する。滅菌容器に喀出させる。

・**血液検査**：血液一般検査、生化学検査、免疫結成学的検査など、さまざまな検査の検体として採取される。血液の成分は食事や時間などによる変動が 大きい ため、一定の条件下で採血することが望ましい。

検査項目の目的に応じた真空採血管を準備する。採血に際しては、表在性で、太くて 弾力 があり、 蛇行 がなく、必要量が1回で採取できるよう血管を選択する。よく用いられるのは 肘正中皮静脈 、尺側皮静脈、橈側皮静脈などである（**図2-14**）。

肘窩付近では、注射針を深く刺入すると 皮神経 や 正中神経 を損傷する危険性があり、刺入部位や手先のしびれを確認する。

血液が流入した真空採血管をホルダーから外した後に 駆血帯 を外す。採血部位に消毒綿を当てて針を抜き、採血部に絆創膏を貼り、圧迫止血を行う。止血時間は3

・**採血法の特徴**

	シリンジと 注射針・翼状針	採血針・採血ホルダーと 真空採血管	翼状針・採血ホルダーと 真空採血管
採血に用いる器具			
適用	血管が細い人、蛇行している人に適用	標準的な採血法	アームダウン法*がとれない人に適用
溶血	針が23Gよりも細い場合、分注時に起こりやすい	起こりにくい	起こりにくい
逆流のリスク	なし	あり	逆流しても患者まで到達しない
採血容量	制限なし	原則として真空採血管6本まで	原則として真空採血管6本まで
血管穿刺の確認	血液流入で確認できる	真空採血管挿入時に確認	血液流入で確認できる
採血操作時の注意	吸引時の固定に注意が必要	真空採血管交換時に注意が必要	針の固定に注意が必要。固定時、抜去時の操作が煩雑
針刺し事故のリスク	分注時のリスクが大きい。誤刺防止機能付きの翼状針使用で対応が可能	誤刺防止機能付きの採血針（ワンタッチ着脱式など）を用いること	誤刺防止機能付きでない翼状針では、通常の採血針よりリスクが大きい

*アームダウン法：肘枕などを用いて、採血管の底が穿刺部位より低くなるような姿勢をとること。

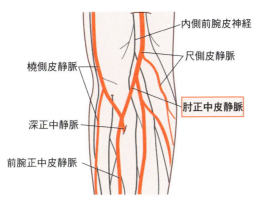

図2-14 主な採血部位

～5分程度である。注射針・ホルダーは患者ごとに使用し、使用後 破棄 する。

4 診療用具とその取り扱い

エナメル製品はエナメルがはげて下地が出ると、破損したり腐食したりするので、 落下させたり ぶつけたりしない。

ガラス製品は温度変化に弱いため、熱湯に入れるなどの急激な 温度変化 にさらさない。

ゴム製品は、熱、紫外線、薬品などにより変質破損しやすい。使用後は消毒・洗浄し、水分を拭き取り 陰干し する。紙類を間にはさんだりして、ゴムとゴムが密着しないようにする。 折り曲げない で保管する。

ディスポーザブル製品は滅菌パックされているが、穴があいたり破損した場合は 不潔 となり使用できない。 水 でぬらしたり 湿気 の多い場所は避け、乾燥した清潔な場所に保管する。

注射針は使用後、針刺し事故防止のため、 リキャップ せずに所定の容器に入れ、感染性医療廃棄物とする。

5 滅菌・消毒と感染予防

感染予防の3原則は、①病原体の除去、② 感染経路の遮断 、③免疫力の増強である。

スタンダードプリコーション （標準予防策）の考えにのっとり、患者の「すべての血液、汗以外の体液・分泌物、排泄物、損傷のある皮膚、粘膜は 感染の可能性を含んでいるもの 」として取り扱う。その目的は、医療従事者を介した 交差感染 から患者を守ること、ならびに医療従事者をすべての感染症から保護することにある。

感染経路には、接触感染、飛沫感染、空気感染などがあり（図2-15）、感染経路別予防対策は次のものがある。

- 接触感染：接触感染する代表的なものは、メチシリン耐性黄色ブドウ球菌（MRSA）と緑膿菌で、手洗いと手袋着用が感染予防対策として有効である。手洗いの際には、指輪や腕時計は外す。
- 飛沫感染：風邪ウイルスを含む飛沫は1m以上離れた場所に広がることはないため、通常のマスク（ガーゼマスク。サージカルマスク）で伝播を防ぐことができる。
- 空気感染：結核菌を含む微小な飛沫核が空気の流れによって部屋中に撒き散らされるので、N95微粒子マスクなど空気感染対策用特殊マスクが必要である。

● 手洗い

感染予防の基本で、一処置一手洗いの原則を守る。

- 日常的手洗い：石けんを泡立て、15秒程度、手全体を擦り合わせ流水で洗い流す。皮膚表面の汚れ、有機物、通過菌の一部を除去する。
- 衛生的手洗い：石けんまたは抗菌石けんを泡立て、15秒以上両手の表面全体を擦り合わせ、流水で洗い流す。皮膚表面の汚れ、有機物、通過菌のほとんどが抗菌作用や手洗いにより除去できる。指先・指間・母指の付け根に洗いミスが発生しやすい。流水ですすいだ後、使い捨てペーパータオルで拭くか、温風乾燥させる。目に見える汚れがない場合、速乾性擦式消毒用薬での手指消毒でもよい。液体タイプとジェルタイプがあり、消毒薬が乾燥するまで15秒程度手に擦り込む。

● 消毒と滅菌

消毒とは人体に有害な病原微生物を殺して感染の危険性を取り除くことで、滅菌とは微生物すべてを死滅させることをいう。

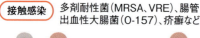
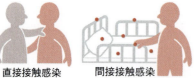
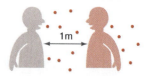
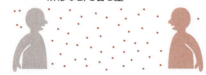

図2-15　感染経路

金属製品、エナメル製品、ガラス製品、布製品、薬液、水などの滅菌は、 高圧蒸気滅菌器 （ オートクレーブ ）で行う。通常、121℃（1.0kg/m²）で20分間加熱する。

内視鏡など高熱・高圧蒸気に耐えられない器械や器具、 ゴム やプラスチック製品などは、 エチレンオキサイドガス 滅菌を行う。

● 隔離

隔離には、感染源隔離と予防隔離（保護隔離、逆隔離）がある。 予防隔離 は、ほかから運び込まれる病原体から易感染患者を守ることを目的としている。

厳しい隔離は患者に 拘束感 を与え、精神的な負担が 大きく なる。できるだけ患者の 生活の質 が保たれるような援助が必要となる。隔離の必要性や期間などを 納得できるよう 説明する。

● 無菌操作

無菌操作 とは、使用される物品や適用する部位を滅菌状態に保ったまま行われる操作のことをいう。

・実施中の注意事項：
①実施前に必ず、 衛生的手洗い を行う。
②使用前に滅菌物の 有効期限 、 破損・湿潤 の有無を確認する。
③ 清潔で十分な広さ をもつ場所で行う。
④滅菌物は常に自分の視野のなかに入れ、目を そらさない 。
⑤一度取り出した滅菌綿球や滅菌ガーゼなどは容器に 戻さない 。
⑥汚染されたかどうか疑わしい場合は、 汚染物 として取り扱う。
⑦操作中は 会話 をできるだけ避け、咳をしない。

・滅菌袋の開け方：滅菌袋の内側に触れないよう両手で開け、端を 外側 に折り曲げ取り、出しやすいようにする。片方の手で滅菌袋を持ち、利き手で鑷子を持って滅菌物を取り出す。鑷子を使用しない場合は、 滅菌手袋 を着用して滅菌物を取り出す。

・滅菌包装の開け方：滅菌包装を止めているテープを外す。折り返し部分をつまんで、内側に触れないように開く。順次外側をつまんで開いていく。内側は常に 清潔を保つ 。

・滅菌物の渡し方：滅菌物を手渡すときは、清潔な鑷子（滅菌物を持っている側）は不潔な鑷子（処置などを行なっている側）より 高い 位置とする。互いの鑷子が触れないようにする。

・滅菌綿球の渡し方：容器の縁に触れないように鑷子を入れて、綿球の 上側 をつかんで取り出す。把持している滅菌綿球は 水平より上げない 。綿球に含まれる消毒液が鑷子を行き来して不潔になる可能性がある。綿球を受け取る側は、渡す側

が把持している綿球の 下側 を持ち、互いの鑷子が 触れない ように受け取る。

●滅菌手袋の装着

　手指は衛生的手洗いなどによって消毒することはできるが、滅菌することはできない。そのため、無菌状態にするために滅菌手袋を装着する。手袋のサイズ、 有効期限 、 破損・湿潤 の有無を確認する。衛生学的手洗いを行い、滅菌パックから手袋が入った内装を取り出す。内装の内側に触れないように開き、正しい手順で装着する。

●ガウンテクニック

　ガウンテクニックとは隔離法に伴って行われる手技で、ガウンやマスクを着用して 感染経路を絶つ 方法である。 個人防護具 の着用は、患者の血液や体液などによる汚染や病原体から医療従事者や患者の身体を保護する目的で行われる（図2-16）。マスク、キャップ、ゴーグル、フェイスシールド、ガウン、エプロン、シューカバーなどがある。

●医療廃棄物の処理

　医療廃棄物は、非感染性廃棄物と感染性廃棄物に分けられ、適切に分別し、処理をすることが必要となる。とくに感染性廃棄物の取り扱いには注意が必要で、廃棄物の容器には バイオハザードマーク を表示することが国際的な統一基準となっている。

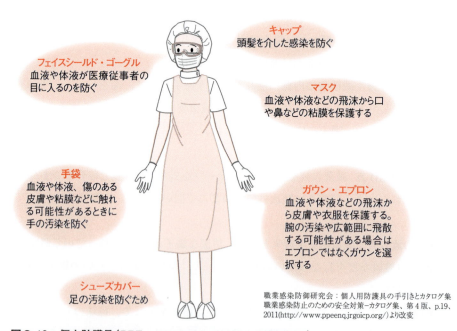

図2-16　個人防護具（PPE：personal protective equipment）
（職業感染防御研究会：個人用防護具の手引きとカタログ集 職業感染防止のための安全対策－カタログ集、第4版、p.19、2011、http://www.ppeenq.jrgoicp.org/ より改変）

血液などの感染性液状物は 赤 色、血液などが付着した感染性固形物は 橙 色、注射針などの感染性の鋭利なものは 黄 色のマークを付けた容器に入れる。

6 与薬

●薬物の管理

温度管理は、日本薬局方で規定されている 貯蔵温度 を守る。

ラベル不明なもの、有効期限の切れたもの、中止薬は薬剤を管理する部門へ 返却 する。

麻薬、毒薬は他の薬物と区別し、それぞれ別に 鍵のかかる戸棚 に保管する。

●薬物の準備

処方箋、指示書を正確に読む。6R（6 rights：正しい①患者、②薬物、③量、④方法・経路、⑤時間、⑥目的）を守る。

与薬は、原則として 薬物を準備した 看護師が実施する。準備にあたっては 1患者1トレイ として患者ごとに区別する。

薬物の取り扱いは 清潔な 操作で行い、一度取り出した薬物は元の容器に 戻さない 。

薬物を間違えないように、最低 3 回（薬物を 手にした とき、薬物を 取り出す とき、薬物を戻す とき）薬袋と薬札（ラベル）を確認する。

水薬は振盪し、目の高さ で目盛りを確認する。ラベルの汚染を防ぐため、ラベルを 手掌 に当て、容器の口が薬杯に 触れない ように注ぐ。

●与薬の実際

食後 薬は、おおよそ食後30分以内に服用する。主に胃腸障害を起こしやすい薬物、消化吸収を助ける薬物が多い。

食間薬は、食事と食事の間で食後2～3時間に与える。

重症患者・乳幼児などには看護師が介助し、意識障害のある患者には経口与薬は 行わない 。

舌下錠は、舌下 に錠剤を置く。口腔内粘膜より吸収させるので、噛んだり飲み込んだり しないように説明する。

坐薬は体温で溶解し始めるため、素手 で持たないようにする。

直腸への坐薬挿入時は 左側臥位 または仰臥位とし、腹部に力を入れないよう 口呼吸 を促す。肛門括約筋より 内側 まで挿入する。

塗擦法は皮膚へ薬液や軟膏をすり込み、経皮的に浸透吸収させる目的で行う。吸収の効果を高めるため、塗擦する前 に清拭か温湿布をする。

●注射法

＜皮内注射＞
・**注射部位**：前腕内側
・**針**：26〜27 G
・**刺入角度**：皮膚面に ほぼ平行 にし、表皮と真皮の間に注入する。
・**備考**：自然吸収させ、マッサージ はしない。薬剤テスト、ツベルクリン反応

＜皮下注射＞
・**注射部位**：上腕 後面 で肩峰と肘頭を結ぶ線の 下1/3 の部位、大腿四頭筋外側広筋の皮下
・**針**：23〜25 G
・**刺入角度**：10〜30 度
・**備考**：注射針が血管に入っていないことや神経に触れていないことを確かめる。

＜筋肉内注射＞
・**注射部位**：三角筋 、大腿四頭筋外側広筋、中殿筋（殿部を4等分した外側上方）
・**針**：22〜23G
・**刺入角度**：45〜90 度
・**備考**：皮下注射より 速く 作用する。坐骨神経麻痺に注意する。

＜静脈内注射＞
・**注射部位**：一般に、肘正中皮静脈、橈側皮静脈、尺側皮静脈
・**針**：21〜23G（静脈針）
・**刺入角度**：血管の走行、深さにより角度をつける。
・**備考**：血液の逆流を確かめ、ゆっくり と薬液を注入する。薬効が速いため、副作用 の観察を十分に行う。

＜点滴静脈内注射＞
・**注射部位**：一般に、前腕正中皮静脈、橈側皮静脈、尺側皮静脈
・**針**：輸液セット（翼状針）21〜23G
・**刺入角度**：血管の走行、深さにより角度をつける。
・**備考**：長時間のため、安楽な体位を考慮する。輸液セットには、滴下数が20滴で約1mLとなる一般用と、60滴で1mLとなる微量用の2種類がある。

1分間の滴数＝ 1mLの滴数 × 総輸液量（mL） ÷ 必要時間（分）

滴下数が20滴で1mLとなる輸液セットを使用し、輸液製剤100mLを1時間で点滴する場合の1分間の滴下数は、以下のとおりである。

20 × 100 ÷ 60 ≒ 33.3 滴／分

7　輸血

　輸血には、血液の全成分を輸注する　全血輸血　と、患者が必要とする成分だけを補充する　成分輸血　がある。現在は、輸血に伴う副作用の予防から　成分輸血　が主流である。最近では、免疫反応や感染から防御できる方法として　自己血輸血　が普及している。手術により多量の出血が予測される場合などに行われる。

　輸血用血液製剤には、赤血球製剤、血漿製剤、血小板製剤、全血製剤がある。

　赤血球製剤の人赤血球液では、有効期限は採血後　21　日間であり、血液バッグは　2～6　℃で貯蔵する。人血小板濃厚液では、有効期限は採血後　4　日間であり、血液バッグは　20～24　℃で、振盪しながら貯蔵する。

　輸血実施前には、供血者と受血者の血液型の確認および　交差適合試験　（クロスマッチ）が必ず行われる。

　準備にあたっては　1患者1トレイ　として患者ごとに区別する。

　移植片対宿主病（GVHD）の予防のため、輸血用血液の　放射線照射　の表示があるか確認する。

　2　名以上のスタッフで、患者氏名、血液型、交差適合試験の結果、血液製造番号、単位数、有効期限、保存状態、破損の有無、特殊フィルターの使用の有無、放射線照射の有無を確認する。

　輸血開始後5分間は　患者のそば　から離れず、その後も15分ごとに観察し、異常や副作用出現時にすぐ対応できるようにする。

　輸血中と輸血後は　患者の状態　に注意し、とくに悪寒、熱感、頭痛、じんま疹、胸内苦悶、心悸亢進などの異常が現れたらただちに中止し、医師に報告する。

8　吸入

●噴霧吸入

　噴霧吸入の薬液として抗生物質や　気管支拡張薬　、去痰薬などがある。1回の吸入量は　0.5～2　mLで、時間は　5～15　分で終わるように調節する。

　患者の体位は、座位や半座位　などの呼吸しやすい体位が望ましい。ネブライザーの薬液の液面を　水平　に保ち、深い　呼吸をするように促す。

・ジェットネブライザー：コンプレッサーから高圧の空気を送り、ネブライザーキット内にジェット気流を生じさせ、薬液を　エアロゾル化　（霧状）させて吸入させる方法である。

・**超音波ネブライザー**：超音波の振動により、薬液をエアロゾル化し、送風して吸入させる方法である。ジェットネブライザーよりも霧の粒子が小さく、肺胞　まで達することができる。

定量噴霧式吸入器（metered dose inhaler：MDI）
サルタノール®インヘイラー

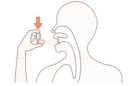

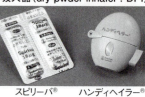
ドライパウダー吸入器（dry pwder inhaler：DPI）
スピリーバ®ブリスター
ハンディヘイラー®

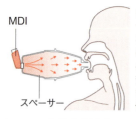
吸入補助器具（スペーサー）を装着して吸入すると、薬剤の噴霧と吸気のタイミングを合わせる必要がないので、吸収効率を上げることができ、小児や高齢者には使いやすい。

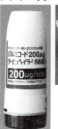
パルミコート®タービュヘイラー

フルタイド®ディスカス

図2-17 定量式噴霧式吸入器とドライパウダー吸入器

- **定量式噴霧式吸入器**：吸入薬と噴射薬（代替フロン）が高圧で充填してあり、ボンベを押すと 急速 に吸入薬をエアゾル化させて噴霧される仕組みとなっている。噴霧された薬剤を タイミングよく 吸い込む必要がある（図2-17）。
- **ドライパウダー吸入器**：薬剤を含むドライパウダーを充填した容器から、付属の専用吸入補助器を用いてドライパウダーを吸入する。吸入のタイミングを合わせる必要がないので、 吸入しやすい 。勢いよく吸入する必要があるため、吸気量の少ない高齢者や小児には不向きである。

●酸素吸入

呼気中の酸素濃度を空気中より 高める ことにより、体内で不足する 酸素 を補う治療法である。

酸素は無色、無味、無臭で、空気より 重い 。助燃性があるため、酸素使用中は 火気 に注意する。

酸素吸入器具には、 鼻カニューレ 、酸素マスク、リザーバーバッグ付き酸素マスク、マスクベンチュリーマスク、経鼻カテーテル、酸素テントなどがある。

鼻カニューレは、 簡便 で違和感が少ないので使用される頻度が高い。

フェイスマスクは鼻と口をおおうため、 高濃度酸素 投与に有用である。しかし、 食事 ・ 会話 の障害となり不便である。

酸素の供給には、 中央配管システム を使用する場合と 酸素ボンベ を使用する場合がある。いずれも酸素流量計で供給量を調節する。酸素流量計の浮子がボールの場合、浮子の 中央 で目盛りを読む。

酸素テント法は、頭部または上半身をテントでおおい、酸素を供給する。酸素の 漏れ を最小限にするようにする。多量の酸素を必要とし、不経済である。

・主な酸素吸入器具の特徴と注意点

鼻カニューレ

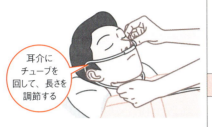

耳介にチューブを回して、長さを調節する

特徴
・半透明のビニール製。ループの部分を両耳にかけ、両鼻腔にカニューレを1cmほど挿入して酸素を供給する ・患者の不快感や動作制限が少ない ・吸入気酸素濃度40％までの供給が可能であるが、患者の呼吸状態により濃度は変化する。
使用上の注意
・成人の場合、酸素流量は5L／分以下 ・鼻閉がないことを確認 ・口呼吸をしないように患者に説明する

酸素マスク

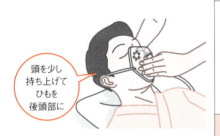

頭を少し持ち上げてひもを後頭部に

特徴
・半透明のプフスチェック製のマスク。呼気の呼出の妨げにならないように排気孔がある ・排痰や含嗽などではマスクを外す必要があり、動作制限を伴う ・吸入気酸素濃度50％までの供給が可能であるが、呼気孔やマスクと皮膚との隙間から外気が流入するため、酸素濃度が一定しない
使用上の注意
・マスク内の呼気を再吸入しないためには、酸素流量は5L／分以上が必要

リザーババッグ付き酸素マスク

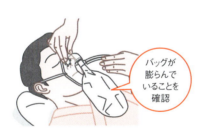

バッグが膨らんでいることを確認

特徴
・リザーババッグ付き酸素マスク（リザーババッグシスナム）は、呼気時に酸素ボンベや中央配管から流れてきた酸素をリザーババッグ内にいったん溜め、次の吸気時に留まった酸素を吸い込むことで、高濃度の酸素吸入が可能である ・酸素濃度60％以上、または酸素流量6L／分以上の高濃度の酸素吸入が必要なときに使用する
使用上の注意
・酸素流量6L／分以上で用いる ・高濃度の酸素を供給することにより、CO_2ナルコーシスを起こす可能性があるため、COPD患者には使用しない

ベンチュリーマスク

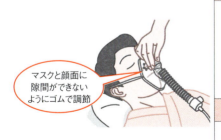

マスクと顔面に隙間ができないようにゴムで調節

特徴
・酸素の流入口についているベンチュリーノズル周囲の取り入れ口から空気を引き込み、酸素と混合して供給する ・吸入気酸素濃度は、24％、28％、31％、35％、40％、50％に分けられている。吸入気酸素濃度50％までの供給が可能 ・正確な酸素量を供給できるため、COPDや慢性呼吸不全の患者に適している
使用上の注意
・気道内が乾燥しやすいので、室内の加湿が十分であるかを確認する ・適正酸素流量を守る

9 経管栄養法

経管栄養法とは、 経口的 に食事摂取ができない場合や活動に必要な量が十分摂取できない場合に、チューブを胃または腸などの消化管に挿入して栄養補給する方法である。

・**経鼻胃管栄養法**：チューブを鼻腔(口腔)から咽頭、食道を経て胃まで挿入し、栄養を補給する方法。
・**瘻管栄養**：胃または腸管に瘻孔をつくり、直接チューブを挿入して栄養を補給する方法。経皮的内視鏡的胃瘻造設術を PEG という。

●経鼻胃管栄養法

チューブ挿入時は上体を少し挙上した 半座位 とし、チューブを45cmまで挿入したら胃内に入っていることを確認し、さらに 5〜10 cm挿入する。

胃内にチューブが入っているかの確認は、チューブから胃内に 10〜20 mLの空気を注入し胃部に聴診器を当て空気音を聴く方法と、注射器で 胃液(胃内容物)を 吸引する 方法がある。

流動物の温度は、体温より少し高めの 37〜38 ℃がよい。

胃に注入する場合、逆流・嘔吐を防ぐため、上体を やや挙上 する。

注入速度は、胃・腸を刺激しないよう 100〜150 mL/時からが目安である。

流動物注入中、むせ込みや咳が出現した場合は 中止 する。

チューブの交換は、支障がなければ左右の鼻腔を 交互に 使用して行う。

注入後は白湯を50mL程度注入し、チューブ内に流動物を 残さない 。

施行中は口腔内の自浄作用が低下するため、 口腔ケア が必要である。

10 中心静脈栄養法

中心静脈栄養法とは 中心静脈 内にカテーテルを留置し、高エネルギー栄養剤を持続点滴注入する方法をいう。中心静脈とは血管が 太く 血液量が 多い 大静脈のことで、心臓に直接繋がるために末梢静脈と対比して中心静脈といわれている。

使用される大静脈は、鎖骨下静脈、内頸静脈、外頸静脈、大伏在静脈、大腿静脈などがある。なかでも 鎖骨下静脈 は血管が太く刺入しやすいことに加え、そのほかの血管に刺入するよりも感染率が低いという報告がある。

鎖骨下静脈穿刺時は、仰臥位で頭を低く保つ トレンデレンブルグ 体位とし、肩甲骨の下に枕を入れ、鎖骨下静脈を浮き上がらせる。顔は反対横向きにする。

輸液中の 合併症 には、血栓症、静脈炎、高血糖、 感染 などがある。異常の早期発見および適切なルート管理が重要である(**図2-18**)。

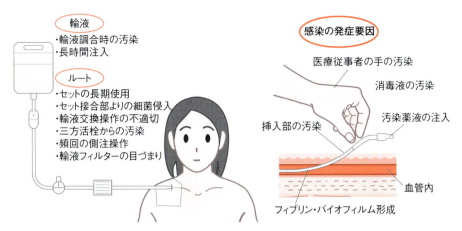

カテーテル感染はカテーテルの先端の血栓に細菌が増殖して発症。症状には、突然の発熱（38℃以上）、37℃台の発熱が続いた後の上昇傾向（稽留熱、弛張熱）、白血球数増加、CRPの上昇、耐糖能の低下（高血糖および尿糖の陽性）、真菌性眼内炎などの症状がみられる。

図2-18　中心静脈栄養法の注意点

挿入中の日常生活活動は、患者が不必要に 行動範囲 を狭めることなく安心できるように配慮する。

カテーテルからの輸血、脂肪乳剤の注入は、閉塞や感染を予防するため 行わない 。原則として、採血も 行わない 。

11　罨法

罨法は、温熱刺激を与える 温罨法 と、寒冷刺激を与える 冷罨法 がある。さらに各々 乾性罨法 と 湿性罨法 に分けれられる。湿性のほうが熱の伝導がよく効果的だが、乾性のほうが簡便に利用できる。

炎症の初期や急性期には冷罨法を行い、慢性期では温罨法を行う。発熱時は、体温上昇期には温罨法を行い、解熱期には冷罨法を行う。このように患者の状況に合わせた方法を選択する必要がある。

●温罨法

目的は、① 保温 、②血液循環をよくする、③疼痛の軽減、④排膿を早め滲出液の吸収を促進する、⑤ 腹部膨満 の緩和などである。

温罨法のうち、 湯たんぽ 、電気あんか、電気毛布、カイロなどは乾性罨法で、 温湿布 、温パップなどは湿性罨法に分類される。

ゴム製湯たんぽは湯の温度を 60 ℃、容量は 2/3 とし、 空気 を追い出す。

金属製・プラスチック製湯たんぽは湯の温度を 80 ℃とし、カバーをつける。身体に直接接触しないように 10 cmくらい離して貼用する。 低温熱傷 を予防する

ため、頻回に観察する。

●冷罨法

目的は、① 疼痛 の緩和、②止血、③炎症を抑える、④発熱時の頭痛、体熱感の緩和、解熱、⑤気分を爽快にするなどである。

冷罨法のうち、 氷枕 、氷嚢などは乾性罨法で、 冷湿布 、冷パップなどは湿性罨法に分類される。

氷枕には 2/3 くらい氷を入れ、 カバー をつける。 凍傷 や感覚麻痺を起こさないように観察する。

12 浣腸

浣腸は目的により、 催下浣腸 （ 排便浣腸 ）、駆風浣腸、バリウム浣腸などがある。腸管を刺激し排便を促す 催下浣腸 が最も多く行われ、グリセリン浣腸と高圧浣腸がある。

カテーテルは成人の場合、ネラトンカテーテル（英式）10〜15号（ 直腸管 8〜12号）を用い、挿入の長さは 6 cm程度とする。浣腸液の温度は 40〜41 ℃とする。カテーテル挿入時は 口呼吸 とし腹部の緊張をとり除く。患者の体位は 左側臥位 が適している。

グリセリン浣腸の濃度は 50 ％で、成人の場合60〜120mLを用いる。

浣腸液注入後は腸壁の刺激のため、患者には 3〜5 分間排便をがまんするよう説明する。

高圧浣腸では、石けん浣腸液の濃度は 1〜2 ％、 500 〜1,000mLを用いる。浣腸用イリゲーターの高さを肛門から液面まで 50 cm以内とする。

13 導尿

導尿は、尿道から膀胱内にカテーテルを挿入して尿を流出させる方法で、排尿困難時の援助として行われる。導尿には、一時的導尿と、膀胱留置カテーテルによる持続的導尿がある。

その目的には、① 尿閉 ・尿失禁の処置、②検査のための無菌尿採取、③陰部の汚染防止などがある。

感染防止のため 無菌操作 で行い、不必要な露出を避け、 プライバシー を守る。

滅菌潤滑剤を使用し、粘膜の損傷を予防する。成人の場合、 6〜8 号のネラトンカテーテルを用いる。挿入の長さは、女性は 4〜6 cm（尿道の長さ3〜4cm）、男性は約 20 cm（尿道の長さ16〜20cm）である。

女性の外尿道口の消毒は、尿道口から肛門 に向けて（前から後ろへ）行い、1回ごとに綿球を変えて消毒する。最も清潔を保持したい尿道口を 最後 に消毒する。

留置カテーテルは一般的に、バルーンカテーテル 16〜20 Frを使用する。バルーン注入口から 滅菌蒸留水 を注入してバルーンを膨らませる。

男性の留置カテーテルは陰茎を斜め上方に向け、側腹壁 に固定する。

留置カテーテル挿入時は、尿路感染 しやすいので陰部の清潔に努め、導尿バッグを膀胱より 低い 位置にし、尿流出を停滞させない。

14 吸引

●一時的吸引法

必要時に一時的に行う吸引で、口腔内・鼻腔内吸引と気管内吸引がある。分泌物の 量が多い 、粘稠度が高い 場合や、気管内挿管中 や 気管切開中 の患者、意識レベルや呼吸筋力の低下、全身の衰弱などで自分自身で 喀痰できない患者 などが適応となる。

口腔内・鼻腔内吸引 は吸引カテーテルを口腔または鼻腔から咽頭部まで挿入し、気管内の分泌物を吸引する（図2-19）。気管内吸引 は、気管内チューブや気管切開チューブからカテーテルを挿入して気管内の分泌物を吸引する。

吸引圧は、通常 20 kPa（150 mmHg）とされ、1回の吸引時間は 10 秒以内とし、カテーテル挿入から抜去まで15秒以内として患者が低酸素状態となるのを防ぐ。

気管内吸引では、吸引カテーテルの外径は気管チューブの内径に比べて1/2以下のものを選択する。成人の場合では、12〜15 Frの吸引カテーテルを用いる。

カテーテル挿入の際、吸引が必要なところまでチューブを折り曲げて 吸引力を止めて 挿入する。

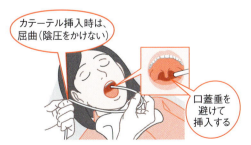 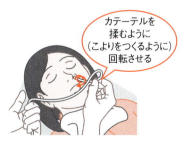

吸引カテーテルを折り曲げたまま（調節孔がある場合は孔を開けたまま）、口腔内・鼻腔内にカテーテルを挿入する。口腔内：口角から口腔内のカーブに沿って咽頭付近まで挿入。鼻腔内：鼻甲介に当たらないように鼻腔のカーブに沿って挿入し、カテーテルの先端に抵抗を感じたところで、吸気に合わせて咽頭部まで直角にカテーテルを進める。折り曲げていたカテーテルの指を離し吸引する。

図2-19 口腔内・鼻腔内吸引

気道粘膜の損傷防止のため、カテーテルを 左右に回しながら 吸引する。

●持続的吸引

胸腔・腹腔などにドレーンを留置し、一定期間持続的に 低圧 で吸引する。

チューブやカテーテルの長さに多少の ゆとり をもたせて、しっかりと絆創膏や糸で固定する。管の 圧迫 ・ 屈曲 ・ 閉塞 の有無に注意する。

・低圧胸腔内持続吸引(胸腔ドレナージ):

胸腔内に貯留した 空気 や 液体 (滲出液、漏出液)を排除したり、胸腔内圧を 正常な圧 にして虚脱した肺の再膨張を促す目的がある。

ドレナージボトルを交換する際は、カテーテルと接続チューブの 2か所 を完全に留め、胸腔内陰圧を保つ。ドレナージボトルは挿入部より 低い 位置に設置する。

ドレナージ中は、 バイタルサイン 、酸素飽和度、呼吸状態、呼吸音、刺入部の疼痛の有無と程度、皮下気腫の有無と範囲などを観察する。カテーテル 挿入部位の清潔 を保つ。さらにカテーテル、接続チューブ、ドレナージボトル、低圧持続吸引装置が正しく接続されているかを確認する。

15 包帯法

包帯法には、① 被覆 、② 支持 (保持)、③ 圧迫 、④固定、⑤牽引、⑥矯正の目的がある。

循環障害を防止するために、平均した圧力で、 末梢から中枢へ と巻く。包帯部分より末梢は観察しやすいように 露出 しておく。

運動障害を予防するため、関節部は 良肢位 の知識を活用して巻く。

包帯の結び目や包帯留めは 患部の上 にかからないようにする。

布帛包帯とは、 三角巾 (布)、腹帯、丁(T)字帯など、折り込みを入れて身体の特定部分をおおいやすくした複帯などをいう。

ガーゼの絆創骨固定時は、身体の動きの 制限 が少ない貼り方とする。

ガーゼ交換がくり返して行われる場合は、皮膚を健康に保つため、絆創膏を貼る位置を ずらす などの工夫が必要である。

●巻軸帯

・ 環行帯 :同じ太さの部分を環状に巻く巻き方で、包帯の巻き始めや終わりに行う。

・ 亀甲帯 :包帯を屈側で交差させて巻くので、肘・膝関節にはこの巻き型が適用される。

・ 麦穂帯 :肩・股関節などに適用される巻き方である。

16　穿刺

体腔穿刺の目的は、①検査のための貯留液の採取、②治療を目的とした過剰な 貯留液の排除 、③薬液注入などである。

内圧の変化や出血などで ショック を起こすおそれがあるので、血圧、脈拍、呼吸、顔色など観察を十分に行う。どの部位の穿刺も 無菌操作 が必要となる（図2-20）。

穿刺時には安楽な体位をとらせ、不安・苦痛の軽減に努め、使用器具・穿刺部の消毒など 無菌操作 で行い、感染を予防する。穿刺後は安静を保つ。

●胸腔穿刺

- **目的**：胸水（胸腔内液）の検査、排出、薬液の注入、脱気
- **体位**： 座位または半座位 で上肢を挙上し、肋間腔を広げる。
- **穿刺部位**：胸水貯留時は中腋窩線上の第5～6肋間、脱気の場合は鎖骨中央線の第2肋間、第3肋間を選択する。
- **留意点**：体動により肺を傷つけることがあるので固定をしっかりする。呼吸困難、咳嗽に注意する。終了後、2～3時間は安静にする。合併症として、出血、気胸、ショック、肺水腫、疼痛などがある。

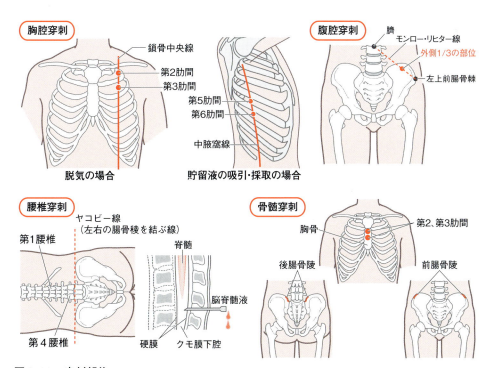

図2-20　穿刺部位

●腹腔穿刺

・**目的**：腹水（腹腔内液）の検査、排出、薬液の注入
・**体位**：半座位
・**穿刺部位**：臍窩と左上前腸骨棘を結ぶ線（モンロー - リヒター線）の外側より 1／3 の部位
・**留意点**：前後に 腹囲測定 をする。実施前に 排尿 をすませる。急速な排液は ショック をまねくことがある。徐々に腹帯をしめ、腹圧をかける。

●腰椎穿刺

・**目的**：髄液圧の測定、脳脊髄液の検査、薬液の注入、減圧
・**体位**：側臥位で背を丸め、膝を抱えて胸に引き寄せるような体位をとり、腰椎間を広げる。
・**穿刺部位**：第3〜4腰椎間、第 4〜5 腰椎間（ヤコビー線）
・**留意点**：終了後 3〜5 時間は枕なし 水平仰臥位 とする。実施後2〜3時間程度は床上安静（医師の指示による）。頭痛、背部痛、めまい、嘔吐に注意する。

●骨髄穿刺

・**目的**：血液疾患の診断や病態の把握、悪性腫瘍の骨転移の診断、治療効果の評価
・**体位**：胸骨で行うときは 仰臥 位、腸骨で行うときは腹臥位、側臥位
・**穿刺部位**：胸骨の第2または第3肋間の高さ、腸骨
・**留意点**：穿刺後の 止血 をしっかりする。穿刺後1時間程度は安静。

17 胃洗浄

　胃洗浄の目的は、①薬物・毒物 中毒 の救急処置、②胃内の不消化物・腐敗物の除去と胃の清浄化、③胃部膨満の緩和、④検査・手術の前処理などである。

　胃管を挿入し、漏斗から洗浄液を注入して サイフォンの原理 で排出する。漏斗の高さは胃から 50 cm以内とし、下げるときは胃底部より約15cm下げる（**図2 -21**）。

　胃管は 9〜12 号で、先端から45・50・55cmの部位に印をつけて使用する。洗浄液の温度は 37〜38 ℃とする。1回注入量は、200〜 300 mL、総量4,000〜10,000mLを用意する。

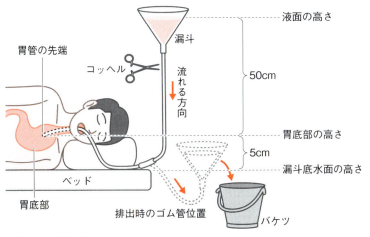

図2-21　胃洗浄
(深井喜代子編:基礎看護技術、新体系看護学第18巻、基礎看護学③、p.351、メヂカルフレンド社、2015より改変)

参考文献
1) 水戸優子ほか:新看護学7　基礎看護2　基礎看護技術、医学書院、2018
2) 千葉京子ほか:看護学入門　基礎看護Ⅰ　基礎看護技術、メヂカルフレンド、2017
3) 藤野彰子ほか:新訂版 看護技術ベーシックス、第2版、サイオ出版、2017
4) 山口瑞穂子ほか:新訂版 看護技術講義演習ノート、上・下巻、第2版、サイオ出版、2016
5) 藤井昭監訳:血管内留置カテーテル関連感染予防のためのCDCガイドライン、スリーエムヘルスケア、1997

第2章 | **3** 診療に伴う援助技術

過│去│問│題

問1 診療に用いられる物品の種類と取扱い方について、正しいものはどれか。

(青森 2018)

1．血液の付着したディスポーザブル製品は、一般廃棄物として処理する。
2．ディスポーザブル製品の包装に濡れた跡がある場合は、乾燥させてから使用する。
3．ゴム製品は、水に長時間つけておくと破損しやすくなる。
4．中央滅菌材料室で滅菌処理された物品は、半永久的に使用できる。

[　　　　　]

問2 診察の介助について、正しいものを一つ選べ。 (関西 2018)

1．胸部の診察時には、患者のプライバシーを守るため看護者は退室する。
2．腹部の診察はファーラー位をとるように介助する。
3．診察に必要な部位のみを露出する。
4．診察に使用した物品は全て滅菌する。

[　　　　　]

問3 診察時の看護について，<u>誤っている</u>のはどれか。 (山口 2018)

1．口腔の診察時は、舌圧子・ペンライトを準備する。
2．大部屋の場合はカーテンやスクリーンをする。
3．医師と患者の間で情報が正しく伝わるよう援助する。
4．腹部の診察時は、患者を仰臥位にして膝を伸ばした体位とする。

[　　　　　]

問4 成人の身体測定について、正しいものはどれか。 (青森 2018)

1．身長測定時は、頭部が耳眼水平位となるように顎を上げてもらう。
2．体重測定値は、kg単位で小数点以下第1位まで記録する。
3．握力測定は、左右の手をかえて複数回行い平均値を記録する。
4．腹囲測定は、仰臥位の場合、膝を屈曲した姿勢にする。

[　　　　　]

問5 仰臥位の腹囲測定で適切なのはどれか。 (埼玉 2018)

1．最大腹囲は臍上を測定する。
2．吸気の終わりに目盛りを読む。
3．経過を観察する場合は測定位置を決めておく。
4．メタボリックシンドロームの判定のために行う。

[　　　　　]

問6 診察の準備や介助の方法で適切でないのはどれか。 (埼玉 2018)

1．診察の目的と方法を患者に説明して了解を得る。
2．腹部の診察時は患者を仰臥位にして膝を伸展させる。
3．バスタオルをかけ不要な露出を避ける。
4．介助者は患者の顔の上を避けて物品を渡す。

[　　　　　]

問7 身体計測について、誤っているのはどれか。 (奈良 2018)

1．胸囲は、呼気の終わったところで測定する。
2．肺活量は、仰臥位で測定する。
3．身長は、踵部、殿部、背部、後頭部を尺柱につけて測定する。
4．体重は、条件を一定にして測定する。

[　　　　　]

問8 腹囲測定について、誤っているものを一つ選べ。 (関西 2018)

1．目的の一つにメタボリックシンドロームの診断（判定）がある。
2．仰臥位の場合、身体を軸として臍の位置で垂直となるように測定する。
3．最大腹囲の経過観察を行う場合、臍からの測定距離を決めておく。
4．目盛は吸気の終わりに読む。

[　　　　　]

問9 検査方法について、正しいのはどれか。 (奈良 2018)

1．尿検査は、出はじめの尿を採取する。
2．試験紙法による尿検査は、試験紙を15秒以上尿に浸して判定する。
3．喀痰検査は、含嗽してから行う。
4．採血後、抗凝固薬の入った採血管は混和しないよう注意する。

[　　　　　]

問10 検査を受ける患者の看護について、<u>適切でない</u>のはどれか。 （佐賀 2018）

1．患者には、必要な準備や処置の前に十分に説明する。

2．尿試験紙による検査では、試験紙の試薬部分を１分間尿に浸す。

3．磁気共鳴画像検査(MRI)では、身に着けている金属物を外すように説明する。

4．婦人科疾患の診断など骨盤腔内の超音波検査は、膀胱に尿をためた状態で行うことがある。

[　　　　　]

問11 真空採血管による採血について、正しいものを一つ選べ。 （関西 2018）

1．採血ホルダーと採血針と採血管を接続し、静脈穿刺する。

2．抗凝固薬が入っている採血管は、上下によく振って混和する。

3．採血終了後は駆血帯を外したあと、採血管をホルダーから外す。

4．採血針とホルダーは専用廃棄容器に捨てる。

[　　　　　]

問12 静脈血の採血について，正しいのはどれか。 （山口 2018）

1．点滴静脈内注射を行っている同じ四肢で行う。

2．皮膚への刺入角度は40～60度とする。

3．採血中は駆血帯をはずさない。

4．真空採血管の場合は，ホルダーに採血管を入れ貫通させてから静脈に刺す。

[　　　　　]

問13 真空採血用ホルダーによる採血法について、<u>誤っている</u>のはどれか。

（佐賀 2018）

1．専用の無菌両側針を接続する。

2．血管に刺入後、真空採血用ホルダー内の針に採血管を貫通させる。

3．採血後は、駆血帯をゆるめてから採血管をホルダーから外す。

4．使用後の針は、リキャップをしない。

[　　　　　]

問14 次のうち、正しいものはどれか。 （青森 2018）

1．飛沫感染の場合、患者の配置は、陰圧に空調管理された隔離室とする。

2．速乾性擦式消毒薬は、目に見える汚染がない場合の手指消毒として優れている。

3．無菌操作の際、消毒用綿球をはさんだ鑷子は、先端を上向きにして清潔を保つ。

4．滅菌手袋は、滅菌ガウンの袖口の内側に装着する。

[　　　]

問15 スタンダードプリコーションで感染源とされるのはどれか。 （埼玉 2018）

1．汗

2．爪

3．鼻汁

4．頭髪

[　　　]

問16 感染と予防について、<u>誤っている</u>のはどれか。 （奈良 2018）

1．感染は、感染源・感染経路・感受性（感受性宿主）の3要因がそろった場合におこる。

2．感染予防には、標準予防策（スタンダードプリコーション）と感染経路別予防策の2つがある。

3．目に見える汚染があるときには、擦式消毒薬（速乾性手指消毒薬）を用いた手指消毒を行う。

4．接触感染予防としてガウンを着用する。

[　　　]

問17 スタンダードプリコーションについて、<u>誤っている</u>ものを一つ選べ。

（関西 2018）

1．感染対策の基準として普及しているガイドラインである。

2．感染症の有無にかかわらず、すべての患者に必要とされる。

3．汗を含むすべての湿性生体物質は、感染性の病原体を含む可能性がある。

4．交差感染を防ぐ。

[　　　]

93

問18 次のうち，正しいのはどれか。 (山口 2018)

1．標準予防策(スタンダードプリコーション)は、すべての患者ケアに適用する。
2．針刺し事故の防止対策は、感染予防対策に含まれない。
3．消毒用エタノールは、芽胞(胞子)に対して強い殺菌力をもつ。
4．接触感染の予防に、手洗いは無効である。

[   ]

問19 次のうち，正しいのはどれか。 (山口 2018)

1．消毒とは、対象物の全ての微生物を殺すことをいう。
2．グルタラール(グルタルアルデヒド)は、皮膚消毒薬として用いられる。
3．消毒用エタノールの濃度は、99.9％である。
4．次亜塩素酸ナトリウムは、B型肝炎ウイルスに有効である。

[   ]

問20 手指衛生について，正しいのはどれか。 (山口 2018)

1．患者のケアの前の手洗いは省略してもよい。
2．手洗いの部位に手首は含まれない。
3．滅菌手袋を装着する前の手洗いは不要である。
4．流水での手洗い後はペーパータオルで水分を除去する。

[   ]

問21 速乾性すり込み式手指消毒法について、正しいのはどれか。 (佐賀 2018)

1．目に見える汚れが付着している場合に用いる。
2．消毒薬の量は多いほど効果がある。
3．指先や爪には、消毒薬を最後にすり込む。
4．完全に乾燥するまで消毒薬をすり込む。

[   ]

問22 次の組合せのうち、誤っているのはどれか。 (佐賀 2018)

1．衛生的手洗い —————————— 滅菌状態の保持
2．煮沸消毒 ——————————— 病原体の除去
3．予防接種 ——————————— 宿主の抵抗力強化
4．個人防護具(PPE)の使用 ————— 感染経路の遮断

[   ]

問23 次のうち、正しいものはどれか。　　　　　　　　　　　　（青森 2018）

1．点眼後は、薬液が涙管に流れ込むのを防ぐため目尻を押さえる。

2．内服薬は、味蕾のない舌の中央部に入れると飲みやすい。

3．点耳薬は、めまいを起こさないように冷たい薬液を用いる。

4．バッカル錠は、噛み砕いて服用する。

[　　　　　　]

問24 筋肉内注射について正しいのはどれか。　　　　　　　　　（埼玉 2018）

1．通常は大殿筋に行う。

2．20G針を用いる。

3．注射針は10〜30度の角度で刺入する。

4．電撃痛を訴えたら直ちに中止する。

[　　　　　　]

問25 与薬時の留意点について、適切なのはどれか。　　　　　　（奈良 2018）

a．6つのRight（6R）について確認する。

b．1つのトレイに複数の患者の薬剤を準備する。

c．薬剤準備時には、指示書の内容と準備した薬剤を最低3回確認する。

d．投与時はベッドネームで患者を確認する。

　　1．aとb　　2．aとc　　3．bとd　　4．cとd

[　　　　　　]

問26 注射について、正しいのはどれか。　　　　　　　　　　　（奈良 2018）

1．皮下注射に適した部位は、上腕骨頭と肘頭を結んだ直線の1／2の位置である。

2．皮下注射の注射針は、18〜21ゲージ（G）である。

3．中殿筋は、筋肉内注射に適している。

4．皮内注射の刺入角度は、10〜30度である。

[　　　　　　]

問27 与薬について、正しいものを一つ選べ。　　　　　　　　　（関西 2018）

1．与薬の確認は、3つのRで行う。

2．薬剤の確認は、最低3回行う。

3．与薬するすべての患者の薬剤を一つのトレイに準備する。

4．食間薬は、食後1時間程度経過した後に服用するよう説明する。

[　　　　　　]

問28 坐薬の挿入について、正しいものを一つ選べ。 (関西 2018)

1．坐薬は、肛門括約筋の内側まで挿入する。

2．坐薬は、潤滑油をつけないで挿入する。

3．挿入時は、口を閉じて腹部に力を入れるように伝える。

4．挿入後、すぐに排便を促す。

[　　　　　]

問29 点眼について、正しいものを一つ選べ。 (関西 2018)

1．体位は、座位または仰臥位とする。

2．点眼時には、まっすぐ前を見るように説明する。

3．点眼後は、3～4回のまばたきを促す。

4．点眼後は、目じりを軽く押さえる。

[　　　　　]

問30 皮下注射について、正しいものを一つ選べ。 (関西 2018)

1．刺入部の皮膚を伸展させる。

2．皮膚面に対して45～60度の角度で注射針を刺入する。

3．注射針の刺入はゆっくり行う。

4．刺入部から末梢にかけて、しびれ感が生じた場合は直ちに針を抜く。

[　　　　　]

問31 注射について，正しいのはどれか。 (山口 2018)

1．皮下注射は、筋肉内注射より薬物の吸収速度が遅い。

2．皮内注射は、前腕外側に行う。

3．筋肉内注射時の針の刺入角度は10～30度である。

4．静脈内注射後は、注射部位をよくもむ。

[　　　　　]

問32 与薬について，誤っているのはどれか。 (山口 2018)

1．準備は「1患者1トレイ」とする。

2．食間薬は、食事中に服用させる。

3．坐薬挿入時は、口で息をするように説明する。

4．舌下錠は、かまないように伝える。

[　　　　　]

問33 皮下注射について、誤っているのはどれか。 (佐賀 2018)

1．皮下組織までをつまみ上げて針を刺入する。

2．上腕部の注射部位は、上腕骨頭中央部と肘頭を結んだ上腕後側正中線上の下から1/3 とする。

3．注射針は、18 G を使用する。

4．薬液は、ゆっくり注入する。

[　　　　　]

問34 次のうち、誤っているものはどれか。 (青森 2018)

1．輸血用血液製剤では、血液成分製剤より全血製剤が推奨されている。

2．輸血の準備は、1 患者 1 トレイとする。

3．輸血治療に関し、患者から同意が得られたら同意書に署名してもらう。

4．輸血開始 5 分間は、急性反応確認のためにベッドサイドを離れずに患者の状態を観察する。

[　　　　　]

問35 輸血とその看護について、適切でないのはどれか。 (佐賀 2018)

1．全血製剤（人全血液）の有効期限は、採血後 21 日間である。

2．交差適合試験では、主試験と副試験の 2 つの反応をみる。

3．血小板製剤は、−20℃以下で保存する。

4．輸血開始後 5 分間は、必ずベッドサイドで患者の状態を観察する。

[　　　　　]

問36 吸入について、誤っているものはどれか。 (青森 2018)

1．ジェットネブライザーに比べ超音波ネブライザーの方が、薬液が肺の奥に達する。

2．薬液の吸入後は、患者に含嗽を促す。

3．酸素流量計の目盛は、コマ型の場合には下縁で読む。

4．リザーバーマスクで酸素を投与するときは、CO_2 ナルコーシスに注意する。

[　　　　　]

問37　ネブライザー吸入の援助で適切なのはどれか。　　　　　　　　（埼玉 2018）

1．霧状の薬液は自動的に出てくるので調節の必要はない。

2．マウスピースは奥までくわえるよう指導する。

3．吸入中はゆっくりと呼吸をするように説明する。

4．口腔内に溜まった痰を吐きださないように説明する。

[　　　　　]

問38　酸素吸入時の看護について，正しいのはどれか。　　　　　　　（山口 2018）

1．酸素使用時には、近くに引火性のものを置かない。

2．加湿器を使用する場合は、水道水を入れる。

3．息苦しい時は、酸素流量を医師の指示なしに変更してもよいと指導する。

4．鼻腔カニューレ装着時は口呼吸をするように説明する。

[　　　　　]

問39　酸素吸入について、誤っているのはどれか。　　　　　　　　　（佐賀 2018）

1．ボール型の酸素流量計では、ボールの中央の高さで目盛りを読む。

2．酸素吸入中は、アルコールなどの可燃物をそばに置かない。

3．酸素マスク（フェイスマスク）法は、高濃度の酸素投与に有用である。

4．酸素濃度の調整は、看護師独自の判断で行うことができる。

[　　　　　]

問40　次のうち、正しいものの組合せはどれか。　　　　　　　　　　（青森 2018）

a．気管への経鼻栄養チューブの誤挿入は、患者の死亡事故につながる。

b．胃瘻・腸瘻は、栄養補給が長期間にわたる場合に用いる。

c．人工濃厚流動食は、流動体の形状であり、栄養素は分解されていない。

d．意識障害のある患者は、経管栄養の対象外である。

　1．aとb　2．aとc　3．bとd　4．cとd

[　　　　　]

問41 経管栄養法について、適切なのはどれか。　　　　　　　　（奈良 2018）

1．注入前は、毎回経管栄養チューブが胃内にあることをレントゲンで確認する。
2．注入は、仰臥位で行う。
3．注入が終了するまでは、訪室しない。
4．栄養剤注入終了後は、白湯（微温湯）を注入

[　　　　　]

問42 経管栄養のついて、正しいものを一つ選べ。　　　　　　　（関西 2018）

1．経口から十分な食事を摂ることができない患者に行われる。
2．体位は仰臥位とする。
3．流動物を注入する前に、チューブの先端が食道部にあることを確認する。
4．流動物の注入後は5〜10mLの白湯やお茶でチューブ内を洗浄する。

[　　　　　]

問43 成人の経鼻経管栄養法における栄養物注入時の体位について、適切なのはどれか。　　　　　　　（山口 2018）

1．半座位（ファーラー位）
2．砕石位
3．腹臥位
4．仰臥位

[　　　　　]

問44 経鼻経管栄養法とその看護について、適切なのはどれか。　　（佐賀 2018）

1．消化機能が低下している患者に適している。
2．経鼻栄養チューブを挿入する長さは、耳介から剣状突起までである。
3．仰臥位で注入する。
4．注入中に、むせ込みや咳嗽、喘鳴がある場合は、直ちに注入を中止する。

[　　　　　]

問45 中心静脈栄養法について、**誤っているもの**はどれか。 　(青森 2018)

1．高エネルギーの栄養剤の投与に適している。
2．消化管を使用せずに、栄養を補給することができる。
3．日常生活動作（ADL）を考慮し、主に大腿静脈からカテーテルを挿入する。
4．カテーテルの挿入は、感染予防のため無菌（滅菌）操作で行う。

[　　　]

問46 中心静脈栄養法について正しいのはどれか。 　(埼玉 2018)

1．身体へのリスクが低い処置である。
2．鎖骨下穿刺の処置に際しては半座位とする。
3．輸液中はベッド上で絶対安静にするように指導する。
4．カテーテル挿入後は刺入部の発赤の有無を観察する。

[　　　]

問47 罨法について、正しいものの組合せはどれか。 　(青森 2018)

a．1個の氷枕に対し、1本の留め金を使用する。
b．氷枕は、患者の肩まで触れるように置く。
c．ゴム製湯たんぽは、60℃程度の湯を用いる。
d．湯たんぽは、身体から10cm程度離して置く。

　　1．aとb　2．aとc　3．bとd　4．cとd

[　　　]

問48 温罨法について適切なのはどれか。 　(埼玉 2018)

1．炎症を抑える目的がある。
2．湯たんぽは患者の身体に密着させる。
3．金属製湯たんぽの湯の温度は80℃にする。
4．ゴム製湯たんぽは注入口まで湯を入れる。

[　　　]

問49 罨法について、適切なのはどれか。 　(奈良 2018)

1．ゴム製の湯たんぽの場合、湯の温度は60℃にする。
2．氷枕は、空気を残して冷却効果を高める。
3．便秘の場合、冷罨法を行う。
4．出血している場合、温罨法を行う。

[　　　]

問50 湿性温罨法について、正しいものを一つ選べ。 （関西 2018）

1. 温湿布
2. 湯たんぽ
3. 熱気浴
4. 電気あんか

[　　　　　]

問51 グリセリン浣腸について、正しいものはどれか。 （青森 2018）

1. グリセリン浣腸は、浸透圧により便を軟化させる作用があり、排便を促す。
2. 浣腸液の温度は、50〜51℃とする。
3. 浣腸時の体位は、肛門が確認できれば、立位で実施しても構わない。
4. 成人の場合、管（カテーテル）は8〜10cm挿入する。

[　　　　　]

問52 グリセリン浣腸について、適切なのはどれか。 （奈良 2018）

1. 体位は、右側臥位が最も適当である。
2. カテーテル挿入時は、呼吸を止めてもらう。
3. 成人のカテーテル挿入の長さは、8cm程度である。
4. 浣腸液は、ゆっくり注入する。

[　　　　　]

問53 成人に対する浣腸の援助について、正しいものを一つ選べ。 （関西 2018）

1. 催下浣腸は大腸内の便の排泄を促す目的で行う。
2. グリセリン浣腸は60％溶液を用いる。
3. 催下浣腸液の温度は35℃とする。
4. カテーテル挿入の長さは10cmとする。

[　　　　　]

問54 一時的導尿について、正しいものの組合せはどれか。 （青森 2018）

a. 尿失禁がある場合に実施する。
b. 無菌尿を採取する場合に実施する。
c. フォーリー（バルーン）カテーテルを用いる。
d. 女性の場合は、カテーテルを4〜6cm挿入する。

　1. aとb　2. aとc　3. bとd　4. cとd

[　　　　　]

問55 男性の導尿について適切なのはどれか。 (埼玉 2018)

1．体位は側臥位とする。

2．外尿道口の消毒は不要である。

3．カテーテル挿入時は口呼吸を促す。

4．カテーテル挿入の長さは25cm以上である。

[　　　　　]

問56 導尿について、適切なのはどれか。 (奈良 2018)

1．体位は、左側臥位にする。

2．挿入時は、カテーテルの先端に潤滑剤を塗る。

3．成人女子のカテーテルの挿入長さは、3cm以内とする。

4．尿閉のある患者には、導尿を行ってはいけない。

[　　　　　]

問57 一時的導尿の援助について、正しいものを一つ選べ。 (関西 2018)

1．尿閉に対する処置として行う。

2．消毒されたカテーテルを使用する。

3．成人の場合、ネラトンカテーテルは5〜8Frを使用する。

4．成人男性の場合はカテーテルを10cm挿入する。

[　　　　　]

問58 女性の導尿について，正しいのはどれか。 (山口 2018)

1．仰臥位で下肢を伸ばした体位で行う。

2．消毒は外尿道口を中心に円を描くように行う。

3．成人の場合、カテーテルは10cm挿入する。

4．留置カテーテルの場合，下腹部または大腿部内側に固定する。

[　　　　　]

問59 成人男性への持続的導尿について、適切でないのはどれか。 (佐賀 2018)

1．消毒は、亀頭部を露出させて行う。

2．カテーテルは、陰茎を床面と水平になるように持って挿入する。

3．カテーテル挿入の長さは、約20cmである。

4．カテーテルは、側腹壁に固定する。

[　　　　　]

問60 吸引時の看護について、正しいものはどれか。　　　　　　（青森 2018）

1．口腔内の分泌物を吸引する場合は、顔を横に向けて行う。

2．気管内の分泌物を吸引する場合は、圧を250mmHg程度とする。

3．胸腔内持続吸引中は、水封室の液面が静止していることを確認する。

4．胸腔内持続吸引中は、ドレーンバッグの位置をドレーン挿入部より高く保つ。

[　　　　　]

問61 成人の鼻腔・口腔内吸引について適切なのはどれか。　　　　　　（埼玉 2018）

1．1回の吸引時間は20〜30秒とする。

2．吸引用カテーテルは16〜18Frを用いる。

3．吸引圧は150mmHg（20kPa）程度に設定する。

4．分泌物が引けなかったときは直ちに再吸引を試みる。

[　　　　　]

問62 気管内の一時吸引について、誤っているのはどれか。　　　　　　（山口 2018）

1．1回の吸引時間は、30秒程度とする。

2．低酸素状態に注意する。

3．吸引前後の呼吸状態を観察する。

4．吸引圧は20kPa（150mmHg）に調整する。

[　　　　　]

問63 包帯法について、誤っているものはどれか。　　　　　　（青森 2018）

1．巻軸包帯の巻き始めと巻き終わりには、螺旋（らせん）帯を用いる。

2．包帯を巻き終わったら、創部の上を避けて止める。

3．包帯法を行った部位より末梢は、露出しておく。

4．厚いガーゼを医療用テープで固定するときは、テープでくるむように固定する。

[　　　　　]

問64 包帯法の目的と説明との組み合わせで正しいのはどれか。　　　　　　（埼玉 2018）

1．圧迫 ———— 骨折部を固定し安静を保つ

2．支持 ———— 骨折部を伸展し整復を図る

3．固定 ———— カテーテルを患部に固定する

4．被覆 ———— 創面を覆い接触による刺激を避け細菌の感染を防ぐ

[　　　　　]

問65 巻軸包帯について、適切なのはどれか。 （奈良 2018）

1．環行帯は、らせん帯の巻き始めと巻き終わりに使う。

2．亀甲帯は、関節を避けて巻く。

3．折転帯は、8の字を描くように巻く。

4．らせん帯は、包帯が重ならないように巻く。

[   ]

問66 肘・膝関節に用いる包帯の巻き方について、正しいものを一つ選べ。

（関西 2018）

1．らせん帯

2．環行帯

3．折転帯

4．亀甲帯

[   ]

問67 包帯法について，正しいのはどれか。 （山口 2018）

1．巻軸帯の使用時は，巻きはじめと終わりに環行帯を行う。

2．包帯を巻くときは中枢から末梢へと巻く。

3．包帯を巻き終わったら創部の上でとめる。

4．包帯を交換する際，肉眼的な汚れがない場合は巻いていた包帯を使用する。

[   ]

問68 包帯法について、適切なのはどれか。 （佐賀 2018）

1．三角巾は、包帯材料に含まれない。

2．巻軸包帯は、末梢から中枢へと巻く。

3．包帯は、ずれないようにきつく巻く。

4．包帯の結び目や包帯止めが患部の上にくるように巻く。

[   ]

問69 穿刺時の看護について、正しいものはどれか。 （青森 2018）

1．胸腔穿刺では、医師が穿刺針を刺すタイミングで患者に深呼吸を促す。

2．腹腔穿刺で排液が大量の場合は、血圧の上昇に注意する。

3．腰椎穿刺の終了後は、患者の頭部を挙上しないように注意する。

4．骨髄穿刺を前腸骨稜で行う時は、腹臥位とする。

[   ]

問70 骨髄穿刺について適切なのはどれか。 (埼玉 2018)

1. 腰椎の椎間を穿刺する。
2. 血液凝固異常症の診断目的で行う。
3. 穿刺部位は圧迫せずにガーゼで覆う。
4. 採取した骨髄はすみやかに検査室に送る。

[　　　　　]

問71 腰椎穿刺について，誤っているのはどれか。 (山口 2018)

1. 穿刺部位は，第3〜4腰椎間あるいは第4〜5腰椎間である。
2. 体位は側臥位とし，患者の顎を胸につけさせ膝を抱え込むようにして固定する。
3. 穿刺後，頭痛・嘔吐などが生じることがある。
4. 穿刺終了直後から歩行してもよい。

[　　　　　]

問72 胃洗浄について、正しいものの組合せはどれか。 (青森 2018)

a. 意識障害があり、気道が確保されていない場合は、禁忌である。
b. 胃管挿入時は、食道の穿孔に注意する。
c. 洗浄液の温度は、40〜41℃とする。
d. 洗浄液の1回の注入量は、2,000mL程度とする。

　　1. aとb　　2. aとc　　3. bとd　　4. cとd

[　　　　　]

問73 胃洗浄について適切なのはどれか。 (埼玉 2018)

1. 体位は右側臥位とする。
2. 洗浄液の温度は25℃程度とする。
3. 1回の注入量は600〜700mLとする。
4. 漏斗を用いる場合は落差を50cm以内とする。

[　　　　　]

第 **3** 章

臨床看護概論

1 健康障害の経過に伴う看護
2 主な症状に対する看護
3 治療・処置に伴う看護
4 継続看護と退院計画

1 健康障害の経過に伴う看護

1 健康障害の経過と看護

看護の対象者の大まかな健康のレベルには、健康期、急性期、回復期（リハビリテーション期）、慢性期、終末期があり、健康のレベルは常に一定ではなく、変化する。

看護は対象をある一点でのみとらえるのではなく、誕生から死に至るまでの連続した時間の流れのなかで、多面的にとらえる必要がある。

2 急性期にある患者の看護

●急性期の特徴

急性期とは、厚生労働省によると「患者の病態が不安定な状態から、治療によりある程度安定した状態に至るまで」と定義されている。生体の恒常性が急激に保たれなくなった状態であり、生命の安全をもっとも優先する時期である。症状は急激に出現し、短時間に変化する。

急性期には、発熱、疼痛、嘔気・嘔吐、下痢、咳嗽、呼吸困難、けいれん、意識障害などの激しい症状がみられることが多い。

心理面では、急激な身体変化により不安、混乱、抑うつなどの精神症状を呈することが多く、無力感、絶望、死の恐怖などの感情も起こってくる。

●急性期にある患者の看護の特徴

患者の生命の安全を守る処置・治療が最優先となる。観察を十分に行い、疾患や外傷による苦痛の緩和に努める。

患者のおかれている状況や実施される検査・処置について、患者および家族にも説明し、不安の軽減に努める。

3 回復期・リハビリテーション期にある患者の看護

●回復期・リハビリテーション期の特徴

回復期・リハビリテーション期は、生命の危機から脱し、疾患や障害は安定に向かっている時期である。健康障害は長期にわたり、慢性の経過をたどることもあ

る。二次障害の出現を防ぎながら、 社会復帰 に向けて、その人らしい生活を取り戻していく時期でもある。

症状や障害の悪化は回避されている状態ではあるが、 合併症 や 二次障害 への危機にさららされている。また、急性期の安静状態による 廃用症候群 が生じている場合もある。

慢性期にある患者は、疾患や障害を 受容 するプロセスにある。予後についての 不安 を感じ、疾患や障害によって ボディイメージの変容 がもたらされる。

療養やリハビリテーションによって、発症前の 社会的役割への復帰 をめざすが、合併症や障害などにより、 社会的役割を変更 しなけらばならない例も多い。

●回復期・リハビリテーション期の看護の特徴

患者のもてる力 を最大限に引き出し、 自立した生活 が営めるような援助が必要である。

患者ができることは、時間がかかっても、看護師は 手を出さずに見守り 、患者自身の力で実施でき、患者の 自信 や 意欲 が高まるようなかかわりをする

疾病や障害、合併症、予後についての患者の理解を確認し、 正しい理解 や認識が得られ、 受容 し、 対処行動 がきるよう援助する

患者は、機能回復に時間を要したり、発症前の状態に戻らない状況に、落胆・ 悲観 したり、 絶望 したりする。看護師は、患者の思いを 傾聴 し、そばにいて支える姿勢を示す。

多職種 (医師、看護師、理学療法士、作業療法士、言語聴覚士、医療ソーシャルワーカーなど)からなるリハビリテーションチームのなかで、看護師は患者の日常生活の身近な専門職として、 情報 を提供し、職種間の 調整役 としての役割を担う。

能力などに応じた 自立した社会生活 が退院後に送れるよう、 社会資源の活用 について、患者や家族に情報を提供し、他の専門職との 調整 を図ることも看護の重要な役割である。

患者や家族の 価値観 などについて確認することは、患者が自己の 価値観 や信念に沿った医療について 意思決定 するための援助となる。

4 　慢性期にある患者の看護

●慢性期の特徴

慢性期とは、症状や障害が 固定化 し、著しい改善あるいは 悪化 がみられない状態が長く続いている時期であり、患者は、比較的 安定した 状態で過ごしている。

多くの場合、 不可逆的 な変化がみられている。よって、完全な治癒をめざすのではなく、 病気の進行 を予防し、 苦痛の緩和 ・ 症状のコントロール によって、そ

の人らしい日常生活を送ることが目標となる。

病気の進行を予防し、症状のコントロールを図るためには、セルフマネジメント が重要である。

●慢性期にある患者の看護の特徴

患者の疾患や障害に対する受け止め方やセルフマネジメントは、予後 に影響するため、セルフマネジメント能力獲得のための 学習 を支援し、自立 を支える。

疾患の 急性増悪 や 二次障害 などの徴候の有無に患者や家族が気づき、適切な対応ができるよう支援する。

長期療養による家族の苦痛や苦悩を理解し、共感的 な態度で接するとともに、利用可能な 社会資源 についても紹介する。

5 終末期にある患者の看護

●終末期の特徴

終末期とは、治療 を続けても効果が期待できず、死 が予測され、その対応を考える時期のことである。以下の３つの条件を満たす場合と定義されている[1]。

①複数の医師が客観的な情報を基に、治療 により病気の回復が期待できないと判断すること

②患者が意識や判断力を失った場合を除き、患者・家族・医師・看護師等の関係者が 納得 すること

③患者・家族・医師・看護師等の関係者が 死 を予測し対応を考えること

病状は 不可逆的 で 進行性 であり、多臓器不全となり、呼吸困難、疼痛、嘔気・嘔吐、意識障害などの症状がみられる。

患者は、身体的・精神的・社会的・スピリチュアルな苦痛が密接にかかわりあうことから、全人的苦痛 （トータルペイン ）を経験する（**図3-1**）。

●終末期にある患者の看護の特徴

身体的苦痛を 緩和 することが重要である。さらに、最後まで 尊厳 をもって生きられるような援助が必要である。

6 看取りの援助（危篤期～死への援助）

死が近くなると、呼吸の異常（下顎呼吸や チェーン-ストークス呼吸 ）、低体温、血圧低下 、無尿や意識レベルの低下などの症状が現れる。

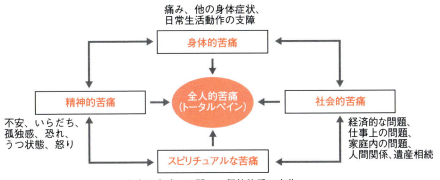

図3-1 全人的苦痛（トータルペイン）

（梅田恵、射場典子：緩和ケア、p.10、南江堂、2011より改変）

死の三徴候とは、自発呼吸の消失、瞳孔散大、心停止である。

大切な人を亡くした遺族がその悲嘆（グリーフ）を乗り越えて、立ち直り、日常生活に適応することをサポートしていくことをグリーフケアという。

看取りの援助では、死亡確認後は、亡くなった人と家族との時間をつくる。まだ、会えていない家族がいれば到着を待ち、エンゼルケア（死後の処置）実施時間を確認し、実施する。

引用文献
1) 全日本病院協会：終末期医療に関するガイドライン、2016年、https://www.ajha.or.jp/voice/pdf/161122_1.pdf

第3章 | 1 | 健康障害の経過に伴う看護

過 去 問 題

問1 急性期の患者やその看護について、<u>誤っている</u>のはどれか。 （山口 2018）

1．自分のおかれている状況が理解できず、大きな混乱を起こしやすい。

2．死の恐怖や生命の不安を伴う場合がある。

3．生命維持と全身状態の改善に努める。

4．処置の際に患者への言葉かけは、不安や苦痛を増強するので行わない。

［　　　　　　］

問2 急性期の患者の看護について、<u>適切でない</u>のはどれか。 （奈良 2018）

1．生命の維持を最優先に考える。

2．退院後のセルフケアに必要な指導が中心である。

3．苦痛の緩和に努める。

4．急激な症状の発言に伴う不安を軽減する。

［　　　　　　］

問3 慢性疾患の特徴について、正しいものを一つ選べ。 （関西 2018）

1．病状がコントロールされ、病状や症状が落ち着いている時期を寛解期という。

2．急激に発症することが多いが、早期に治療すれば完治する。

3．がんは、どのような病状でも慢性疾患には含まれない。

4．喫煙は慢性疾患の発症に関与しない。

［　　　　　　］

問4 慢性期にある患者の特徴について適切なのはどれか。 （埼玉 2018）

1．進行は急激である。

2．主な治療は手術療法である。

3．家族内での役割は変化しない。

4．セルフケア（自己管理）が必要である。

［　　　　　　］

問5 回復期・リハビリテーション期の看護について、正しいものを一つ選べ。

(関西 2018)

1．回復期とは、急性期を脱し治癒に向かう時期をいう。

2．意識がない状態を脱したら、すぐにリハビリテーションを開始する。

3．リハビリテーションとは、リハビリテーション室で行う訓練をいう。

4．看護者の役割は、患者を常に励ますことである。

[　　　　　]

問6 全人的な苦痛(トータルペイン)について誤っているのはどれか。　(山口 2018)

1．身体的苦痛

2．精神的苦痛

3．社会的苦痛

4．家族的苦痛

[　　　　　]

問7 終末期患者の家族への看護について、誤っているものはどれか。　(青森 2018)

1．緩和ケアは、患者のみならず、その家族も対象としている。

2．家族には、身体的負担、心理的負担だけでなく、経済的な負担もかかっていることを理解する。

3．家族が患者の死を現実のこととして受け止めていけるように、予期(的)悲嘆へかかわる。

4．患者の症状やケアについて、家族に不安を与えないよう詳細な説明は避ける。

[　　　　　]

問8 終末期にある患者とその看護について、正しいのはどれか。　(山口 2018)

1．現在は、病院よりも自宅で死を迎える人が多い。

2．ホスピスでは患者の延命治療を重視する。

3．死後は、家族が別れの時間を持てるように配慮する。

4．死後の処置は死後硬直が現れてから行う。

[　　　　　]

問9　終末期にある患者について誤っているものはどれか。　　　　（佐賀 2018）

1．生命予後6か月以内と考えられる状態をいう。

2．不安が増強することで、精神症状や身体症状があらわれることがある。

3．マズローは終末期の患者の心理過程を5段階に分けて説明した。

4．柏木は、病名の告知を受けていない患者の心理プロセスについて示した。

[　　　　　]

問10　終末期について、正しいものを一つ選べ。　　　　（関西 2018）

1．1977年以降、病院などの施設より自宅で死亡する人が多くなった。

2．死の判定は、呼吸停止と心停止により判定される。

3．トータルペインは、身体的・精神的・心理的・霊的苦悩が相互に関与する。

4．家族のケアでは予期的悲嘆への関わりが重要である。

[　　　　　]

問11　臨死期（まもなく死を迎える状態）の看護について、適切なのはどれか。

（佐賀 2018）

1．患者に言葉をかけないように、家族へ説明する。

2．口腔内が乾燥しないように、水に浸したガーゼなどで口腔粘膜を清拭する。

3．徐々に睡眠時間が長くなるので、昼間は刺激し、覚醒を促す。

4．尿量・便量が減少するため、おむつ交換は必要ない。

[　　　　　]

2 主な症状に対する看護

1 貧血のある患者の看護

●貧血とは

血液中の赤血球数や ヘモグロビン （ 血色素 ）量などが減少した状態のことを貧血という。重要な臓器や器官の細胞へ酸素を供給する役割を担うヘモグロビンが減少することで、組織への酸素供給に支障をきたし、さまざなま機能低下を起こす。

●貧血のある患者の特徴

・低酸素血症により、 皮膚 や口唇・爪床などが蒼白くなり、倦怠感や易疲労感などがみられる。

・酸素不足により代償的に呼吸数や心拍数が 増加 し、体動時の動悸・息切れ・呼吸困難などの症状も出現する。さらに めまい ・頭痛などがみられる。

・また貧血が重症化し心臓に大きな負荷がかかると 浮腫 が生じたり、 心不全 などの循環器症状を引き起こす。

・動悸や息切れにより活動範囲が制限され、めまいや失神などで 転倒 事故を起こしやすい。

・組織細胞の酸素欠乏によって 感染 、その他の合併症を起こしやすい。

●看護のポイント

・ 安静 を保持し、労作による息切れ、転倒などによる危険を防止する。

・組織細胞の酸素欠乏、栄養不足から代謝が低下するので 保温 に努める。

・感染による合併症予防のために全身の 清潔 を保つ。

・意識消失発作時は衣服を緩め、 頭部 を低くし、安全な場所で臥床させて医師の指示で酸素投与を行う。

・食事は高タンパク、高エネルギー、高鉄分、高 ビタミン 食とする。

・鉄剤を内服している患者には 悪心・嘔吐 などの副作用の出現に注意する。

・成分輸血が行われた場合、輸血の副作用は開始後 5分 までに現れやすいので、5分程度は患者のそばを離れず、注意深く観察する。

2 出血傾向のある患者の看護

●出血傾向とは

　何らかの原因により止血が困難であったり、出血しやすい状態のことを出血傾向という。 止血・凝固機能 が障害されているため、明らかな原因がないか、正常では出血しない程度の軽微な刺激でも 皮下 や粘膜下に出血を起こし、軽微な外傷にもかかわらずなかなか 止血 しなかったり、一旦止血しても再び出血する（ 後出血 ）、などの状態である。血管とその周囲組織の異常、血小板の異常、 血液凝固・線溶 の異常の3つの原因によって起こる。

　出血は、 破綻性出血 と 漏出性出血 の2つに大きく分かれる。 破綻性出血 は外傷や動脈硬化など血管壁の損傷で出血するもので、 漏出性出血 は血管自体に損傷はなく、血球成分が漏れ出す状態である。主に粘膜などの毛細血管で起こる。出血傾向を示す血小板の減少や血液凝固因子の異常が原因となる。

●出血傾向のある患者の特徴

・**血管の障害**：血管壁の 透過性 が増したり、血管壁がもろくなったりすると出血しやすい。

・**血小板の異常**：血小板の産生低下、破壊・消費の亢進（肝硬変に伴う門脈圧亢進症の 脾臓 ）、機能異常により出血傾向となる。

・**血液凝固・線溶の異常**：先天性、後天性に 血液凝固因子 が欠如していたり（ 血友病 ）、血液凝固因子が産生が低下する（ 肝硬変 、DIC、ビタミンK欠乏症）などして出血傾向が生じる。また、抗凝固薬などによる影響によっても生じる。

・皮膚表面に現れる 点状出血 や歯肉出血、鼻出血は 血管壁の傷害や血小板の減少 で起こる。大きな 斑状出血 や 深部出血 （関節内出血、筋肉内出血）は、 血液凝固因子の減少 によるものがほとんどである。

・出血部位の 疼痛 、腫脹、熱感、違和感がある。

・ 貧血 やショックを伴うことがある。

・出血の特徴

所見	一次止血の異常 （血管障害、血小板の異常）	二次止血の異常 （血液凝固因子・線溶の異常）
点状出血	特徴的	まれ
斑状出血	小型、多発	大型、単発
深部出血（関節内、筋肉内）	まれ	特徴的
後出血希	まれ	特徴的

●看護のポイント

・出血傾向があることを患者に理解させ出血を起こさせないための 予防ケア を具体的に指導する。

・転倒・打撲などの危険を避け、出血を予防する。入院中であれば、病室や廊下などの 環境 を整備する。スリッパなど滑りやすい履物ではなく、滑りにくいものを用意する。

・ベッド柵を用い、ベッドからの 転落 を予防徹底させる。ベッド柵にぶつかって皮下出血することもあるため、厚めの布などを柵に巻きつけるなどして、予防する。

・身体の圧迫による うっ血 を防ぐ。

・心身の 安静 を図る。

・全身の皮膚の 清潔 と保護に努める。

・出血の程度・性状の 観察 を行う。

・圧迫・ 冷罨法 ・患部の挙上などで止血を促す。

・薬物（止血薬）・ 輸血 療法の管理を行う。

・食事は、高 エネルギー 、高タンパク、高ビタミン食とする。

・便秘をしないように 排便コントロール を行う。強い 怒責 は血圧を上昇させ、出血を誘発する危険性がある。

3 ▶ ショック状態の患者の看護

●ショックとは

生体に対する侵襲あるいは侵襲に対する 生体反応 の結果、重要臓器の血流が維持できなくなり、細胞の 代謝障害 や 臓器障害 が起こり、生命の危機に至る急性の症候群である[1]。ショックは、局所的ではなく 全身性 に、慢性ではなく 急性 に出現する。

循環している 血液量 、心臓の ポンプ作用 、 末梢血管の抵抗 という血圧維持の３要素のうち、１つでも破綻すると血圧が維持できなくなり、 末梢の循環不全 が起こり、ショック状態となる。ショックは次の４つに分類される。

① 循環血液量減少性ショック ：循環血液量の減少（出血、脱水、腹膜炎、熱傷など）

② 心原性ショック ：心臓のポンプ作用の低下（心筋梗塞、弁膜症、重症不整脈、心筋症など）

③ 血液分布異常性ショック ：末梢血管抵抗の低下（アナフィラキシー、脊髄損傷、敗血症など）

④ 心外閉塞・拘束性ショック ：血流の障害（肺塞栓、心タンポナーデ、緊張性気胸など）

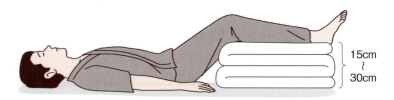

出血性ショックの場合、脳血流や心拍出量を維持・増加させるために、足元を15〜30cm程度挙上した仰臥位にする。心臓や脳などの重要臓器に血液を集中させる。

図3-2　ショック体位

●ショック状態にある患者の特徴
・① 蒼白 、② 冷汗 、③ 虚脱 、④ 脈拍触知不能 、⑤ 呼吸不全 をショックの5徴候とよぶ。
・そのほかには、血圧 低下 、末梢チアノーゼ、意識障害などの症状を示す。
・患者の 不安 が強い場合は、さらにショックを増強させることがある。

●看護のポイント
・患者の状態によって 安楽な体位 を工夫し、循環の改善を促す。水平臥位で 下肢 を挙上した体位を保持する（ショック体位、図3-2）。
・綿密な観察や バイタルサインの測定 を行い、異常の早期発見に努める。
・ 手術 や外傷、分娩時はショックを引き起こす原因になるので、注意して観察・処置を行う。
・患者の急変時は、気道確保、人工呼吸、 胸骨圧迫 などの救命処置を行う。 AED や 緊急カート をいつでも使えるように準備しておく。
・ 血管 確保と輸液・輸血の管理、薬物療法の管理を行う。
・酸素吸入などの 呼吸 の管理を行う。
・検査・治療に伴う処置への 介助 を行う。
・そばに付き添い、声をかけて 不安 の軽減に努める。
・全身の 保温 を行う。

4　咳嗽・喀痰のある患者の看護

●咳嗽・喀痰とは
　咳嗽とは、気道内に侵入しようとする病原菌や異物、過剰な分泌物を体外に排除するための 生体防御 反応である。咽喉頭、気管、気管支分岐部に多く分布する 咳受容体 が異物の侵入をキャッチすると、主として求心路の 迷走神経 を介して 咳中枢 に情報が伝えられる。異物侵入の情報を受けた咳中枢は「咳をして、異物を外へ

出せ」という指令によって、咳嗽は生じる。

喀痰とは、気道表面の粘液が過剰に分泌され、 線毛運動 では排出できない状態になったものが痰となり、喀出されたものである。この過剰な 分泌物 には、細菌や塵埃、細胞などが含まれている。

咳嗽には、痰を伴った 湿性咳嗽 と痰を伴わない 乾性咳嗽 がある。

●咳嗽・喀痰のある患者の特徴

- 咳嗽の持続により、胸腹部筋の 収縮 や緊張に伴う苦痛を訴える。
- 咳嗽が続くと、 エネルギー の消耗や 夜間不眠 、食欲不振などをまねき、体力の消耗につながる。
- 含嗽が困難になり、口腔内が喀痰で汚染されやすい状態になり、 二次感染 を起こしやすい。

●看護のポイント

- 咳嗽の種類や性状、起こり方、持続時間、体位との関係、喀痰の量・性状、 随伴症状 を観察する。
- 体位 を工夫し、衣服を緩め安楽を保持し、不安の軽減にも努める。
- 痰の喀出を促進するため、加湿、 スクイージング 、 体位ドレナージ （図3-3、図3-4）、吸引などを行う。
- 喀痰されると咳嗽も治るため、 ネブライザーの使用 や去痰薬の服用も考慮する。
- 医師の指示に基づいた適切な 水分 補給を行い、口腔ケアを行う。
- 喀痰の始末や 手指 消毒などの患者指迎を行い、 マスク の使用を促す。

スクイージング
貯留部位に手をあて、吸気を妨げないよう、呼気時に気管分岐部に向かって圧迫する方法。気管に上がってきた痰はハフィングにより自己喀出したり、必要に吸引する

最も簡単な体位ドレナージ
分泌物の貯留部位が特定できない、ほかの体位をとることが困難な場合は、患側を上にした 40～60°の側臥位にする

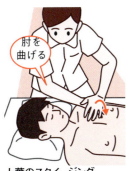
上葉のスクイージング
深呼吸をさせながら、呼気に合わせて胸部をおおうように軽く押していく

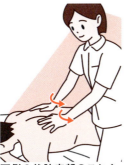
両側の後肺底部のスクイージング
呼気時に下方に引き下げるように行う

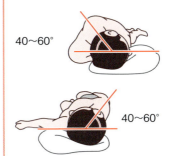

図3-3 スクイージングと最も簡単な体位ドレナージ

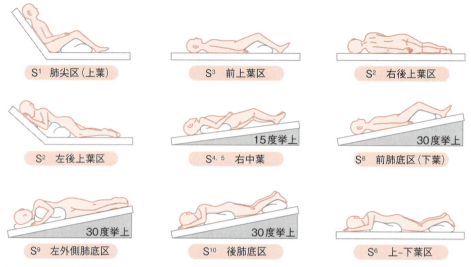

図3-4 体位ドレナージ
(任和子ほか：基礎看護技術Ⅱ、系統看護学講座専門分野Ⅰ 基礎看護学3、p.224、医学書院、2017より改変)

5 呼吸困難のある患者の看護

●呼吸困難とは

「息苦しい」「十分に空気が吸えない」など、呼吸に伴う 違和 感や 努力 感、不快 感を感じる自覚症状を呼吸困難という。呼吸器系疾患だけでなく、心疾患、貧血、脳血管疾患、神経疾患、アシドーシス、アルカローシス、中毒などでも起こる。

●呼吸困難のある患者の特徴

- 動脈血酸素分圧(PaO_2)の 低下、動脈血二酸化炭素分圧($PaCO_2$)の上昇をきたし、チアノーゼ、鼻翼呼吸、肩呼吸、下顎呼吸、喘鳴、発汗などの随伴症状がある。
- 体動による酸素消費量の 増加 により呼吸困難が増悪することで、日常生活全体の疲労感が強く、活動性が 低下 する。
- 生命の危機感を抱き、不安により呼吸困難を 増悪 させやすい。

●看護のポイント

- 生命にかかわる状態に陥ることがあるため、呼吸だけでなく 一般状態 も注意深く観察し、異常時は迅速で正確な報告・対処を行う。
- 気道の 確保 し、清潔な空気や適正な温度・湿度 など環境調整を行う。
- 呼吸不全がある場合には、起座位 の姿勢をとると楽になる(図3-5)。
- 食欲低下、食事動作が困難となるので、栄養価が高く、消化のよい食事を 少しずつ 与える。

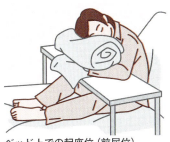

ベッド上での起座位（前屈位）
（オーバーベッドテーブルを使用）
起座位（前屈位）になることで、横隔膜の運動効率がよくなる

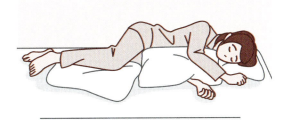

偏側臥位呼吸
片側の上位の側臥位で呼吸困難が軽減する。健側肺を上にすることで楽になる状態である。患側肺を上にすると、重力の影響で血流が増加し、呼吸困難が軽減することもある

図3-5　呼吸が楽になる姿勢

- 便秘による排泄時の努責や 横隔膜 運動の制限を予防する。
- 口腔の 清潔 を図る。
- いつでも眠れるような環境づくりをする。
- ゆっくりとした深い 腹式 呼吸や 口すぼめ 呼吸を指導し、患者のそばにいて安心感を抱かせる。
- 医師の指示で 酸素 療法を行い、呼吸法を指導する。

6　悪心・嘔吐のある患者の看護

●悪心・嘔吐とは

　誤って摂取した異物や刺激物・毒物を体外に排出するために備わっている 防御反応 の1つ。「嘔吐したい」というムカムカした感じを悪心（あるいは嘔気、吐き気）という。 心窩部 から前胸部、咽頭にかけて感じられ、通常は嘔吐に至るが、嘔吐を伴わないこともある。

　嘔吐とは、胃・十二指腸の内容物が食道・ 口腔 を経て体外に吐き出されることである。

　何らかの原因で 延髄 にある嘔吐中枢が刺激されると、悪心・嘔吐が出現する。悪心・嘔吐の原因には次のものがある。

- **中枢性嘔吐**：嘔吐中枢に対する直接的刺激により、 化学感受引き金帯 （ CTZ ）が刺激され、悪心・嘔吐が出現するもので、脳腫瘍、脳出血、くも膜下出血、脳梗塞などによる 脳圧の亢進 、血中の薬物（モルヒネ、アルコール、ニコチン、抗がん薬など）、放射線、代謝・内分泌異常に伴う毒素、精神・心理的刺激、メニエール病や乗り物酔い、などが原因となる。
- **反射性嘔吐**：末梢臓器の刺激によって反射的に起こる嘔吐。消化器疾患、肝胆膵疾患、心疾患、泌尿器疾患、婦人科疾患、妊娠などによる。

●悪心・嘔吐のある患者の特徴

・ 自律神経 症状を伴うことが多く、唾液の分泌亢進、発汗、めまい、頭痛、顔面蒼白、頻脈、呼吸の変化などがみられる。

・吐物の誤嚥により、窒息や 嚥下性肺炎 を起こす危険がある。

・大量の嘔吐により、脱水、電解質の不均衡、代謝性 アルカローシスが起こり、悪化するとテタニーやショック、昏睡なども起こる危険がある。

・食欲不振や 栄養 状態の低下、全身的な 疲労 や精神的苦痛が大きく、症状が持続すると日常生活が制限される。

●看護のポイント

・嘔吐の程度や回数、吐き方、悪心の有無や持続時間、吐物の 性状 などを確認する。

・吐物に 鮮血 がみられれば、口腔から食道にかけての粘膜の損傷、コーヒー残渣様 (黒褐色)であれば、胃や十二指腸からの出血が考えられる。

・嘔吐を出現させる原因は多岐にわたるため、嘔吐以外にみられる腹痛や腹部膨満、下痢、発熱、頭痛、意識障害などの 随伴症状 を観察する。

・ 腸閉塞 や 急性腹症 に伴う嘔吐、吐血、電解質異常などがある場合は、緊張処置が必要となるため、徴候を見逃さない。

・安楽な体位の 安静臥床 とし、頭部・内臓の安定、心身の負担軽減を行う。

・室温、明るさ、臭気 、騒音などの環境を調整し、保温 する。

・禁食の場合はその必要性を説明し、経口摂取できる場合は 水分補給 と消化のよい食事を勧める。

・嘔吐による脱水状態が生じている場合、必要に応じて 輸液 を行い、水や電解質を補正する。

・高齢者や嚥下力が低下している場合は、側臥位または顔を横に向けた姿勢で 誤嚥 を防ぐ。

・冷水での 含嗽 、胃部の冷罨法などを行う。

7 嚥下障害のある患者の看護

●嚥下障害とは

食物を口腔内に入れ、噛み砕いてから飲み込み、食道を経て胃の 噴門 へ行くまでの過程を 嚥下 という。その過程のどこかに障害があり、「飲み込みにくい」「つかえる」など嚥下がうまくできないことを嚥下障害という。

嚥下運動は口腔期、咽頭期、食道期の 3期 に分けられる(図3-6)。とくに、口腔、咽頭、喉頭、食道、喉頭蓋が嚥下運動にかかわる器官である。

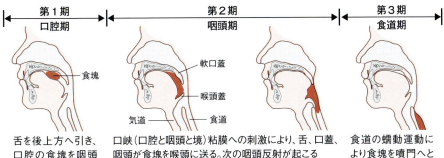

図3-6 嚥下の機序

●嚥下障害のある患者の特徴

- 食べ物がのみ込みにくくなったとの自覚症状に加えて、食事のときに むせ や咳嗽、嚥下痛、悪心・嘔吐、誤嚥、嗄声 などの症状を伴うことが多い。
- 食事の状態では、「固いもの」「ぱさついたもの」「まとまりのないもの」「固形物と水物の混合したもの」などは飲み込みにくい食べ物であり、食事に 時間 がかかるようになる。
- 食事摂取困難となり、不安や 欲求不満 などの大きな精神的苦痛をもたらすこともある。
- 栄養状態の低下 、脱水などが起こる。
- 気道反射 が低下している場合は、むせは認められないが、肺炎 を起こしやすく注意が必要である。
- 高齢者の嚥下(誤嚥)性肺炎は、発熱 などの症状が軽度であり、注意を要する。

●看護のポイント

- 嚥下状況、食事内容 、栄養状態を把握する。
- 食事内容は咀嚼力、嚥下能力に合わせ、半固形食、ミキサー食、きざみ食 などの工夫をする。
- 自力で摂取できる場合は、90度の座位で 頸部前屈位 で食事を行う。食事介助を行う場合は、30〜60 度の仰臥位で頸部前屈位になる体位にし、食物の逆流や誤嚥を防ぐ。
- 食べられないことからの精神的苦痛を緩和する。
- 誤嚥時にはただちに吸引を行い、窒息 、嚥下性肺炎を予防する。
- 唾液の分泌が低下するため口腔内が不潔になりやすいので含嗽や 口腔ケア を行う。
- 言語聴覚士、栄養士などの協力を得る。

8 排尿障害のある患者の看護

●排尿障害とは

腎臓で生成され尿を膀胱に溜めて、一定の量が溜まったところで尿意を感じ、一定の放出力で排出するという過程が正常な排尿である（図3-7）。何らかの原因により尿を溜めたり、尿意を感じたり、排泄することが困難になった状態を排尿障害という。

① 尿量 の異常（無尿、乏尿、多尿）、②尿を 溜める ことの異常（頻尿、尿失禁）、③尿を 排泄する ことの異常（尿閉、排尿困難、排尿痛、残尿感）の3つに大きく分けられる。

●排尿障害のある患者の特徴

・**無尿・乏尿**：腎血流量の減少や腎機能障害などで生じる。1日の尿量が 100mL以下 を無尿、1日の尿量が 400mL以下 を乏尿という。そのため、全身に水分が貯留し、浮腫・体重増加・血圧上昇などが出現し、高カリウム 血症や尿毒症になる危険がある。

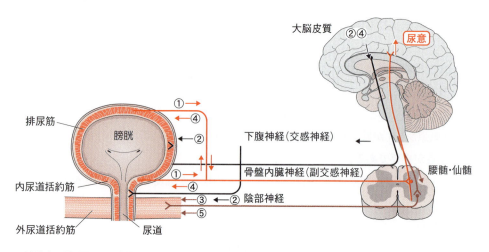

1. 膀胱内に尿が溜まると膀胱壁が伸展され、その刺激が腰髄・仙髄に伝わる（①）。
2. 排尿する意思がない場合
   大脳皮質が排尿中枢を抑制し、下腹神経（交感神経）を介して排尿筋を弛緩させ、内尿道括約筋を弛緩させる（②）。これを蓄尿反射という。同時に、陰部神経の作用で外尿道括約筋が収縮する（③）。
   ※排尿筋＝弛緩、　内尿道筋＝収縮、　外尿道筋＝収縮
3. 排尿する意思がある場合
   大脳皮質で行っていた抑制が解除され、排尿中枢が興奮する。この刺激が骨盤内臓神経（副交感神経）を介して排尿筋を収集させ、内尿道括約筋を弛緩させる（④）。同時に外尿道括約筋を弛緩させ（⑤）、排尿に至る。
   ※排尿筋＝収縮、　内尿道筋＝弛緩、　外尿道筋＝弛緩

図3-7　正常な排尿と蓄尿のしくみ

・**多尿**：糖尿病 や尿崩症などが原因で、1日の尿量が 3,000mL を超えるものをいう。体内の水分喪失による粘膜・皮間の乾燥、口渇、倦怠感、低ナトリウム 血症、低カリウム 血症を引き起こす。

・**頻尿**：1日の尿回数が 8回以上 （夜間に多くなるものを 夜間頻尿 とよぶ）のものをいう。過活動膀胱、神経因性膀胱、前立腺肥大症、膀胱の外部からの圧迫、膀胱腫瘍などが原因となる。

・**尿失禁**：尿が意思に反して漏出することを失禁といい「客観的に証明できる 不随意な尿漏れ で、社会的・衛生的にも問題になるもの」と定義される。膀胱や中枢神経系における排尿機構の異常、骨盤底筋の機能低下 、排尿動作が適切に行えない、などによって起こる。

・**尿閉**：膀胱内に尿が溜まっているにもかかわらず、排尿が行えない状態。努責しても全く排尿できない状態を 完全尿閉 といい、努責をすると多少は排尿できる状態を 不完全尿閉 という。

・排尿障害が悪化すると、尿路感染 、尿路結石、水腎症、腎機能障害を引き起こす。

・排尿が思うようにできないことから、不安、不眠、注意力や意欲の低下、自尊心 の低下などが起こる。

・排尿を抑制したり、飲食物摂取を 制限 したりして、二次障害をまねくこともある。

◉看護のポイント

・「尿が出にくいのか、漏れてしまうのか」「既往歴や現在治療中の疾患は？」「どのようなときに排尿障害が起きるか」「随伴症状はあるか」など、排尿の回数や時刻、所要時間、量や性状を観察する。

・全身状態として、体重 、飲水量、浮腫の有無などを確認し、血圧や脈拍などのバイタルサインを測定する。

・安静にし 保温 を図ることで腎臓の負担を軽減する。

・羞恥心 を抱かせないように配慮し、安心して排尿できる環境を整える。患者の不安や苦痛の訴えに耳を傾け、ゆとりをもった援助を行う。

・尿路感染を起こす可能性もあるため、常に陰部の清潔を図る。導尿や留置カテーテル使用のときは 感染 を予防する。

・排尿困難の場合には陰部に微温湯をかけたり 流水音 を聞かせることで排尿を誘導できることもある。

9 排便障害のある患者の看護

●排便障害とは

消化管での消化吸収の過程で障害があり、便の形状や排便回数に異常を生じた状態を排便障害という。排便障害には、下痢と便秘がある。

下痢 とは、便の水分量が増加し、水様性 の便を排泄する状態で、一般的に1日3回を超えると下痢と考える。下痢は、急性下痢か慢性下痢、感染性下痢か非感染性下痢に分類される。

・**急性下痢**：急激に起こる下痢で、2〜3週間で治癒する。ほどんどが感染性下痢で、食品アレルギー、暴飲暴食、刺激物や薬物の摂取でも起こる。

・**慢性下痢**：2〜3週間以上にわたって続く長期の下痢。炎症性大腸疾患や放射線障害、手術による短腸症候群などが原因で生じる。

便秘 とは、便のできる過程や排泄する過程で障害が生じ、便の通過が悪くなった状態のことをいう。「排便があっても量が少ない」「便がすっきり出た感じがしない」「便が固く排泄できない」といった状態も含まれる。便秘は、器質性便秘と機能性便秘の2つに大別される。

・器質性便秘 ：大腸癌やポリープなど大腸の炎症や通過障害、脊髄損傷による排便反射の中断、脱水や全身衰弱による腸管の血流不足や蠕動運動の低下などによるもの。

・機能性便秘 ：腸の蠕動運動の低下によるもので、弛緩性便秘 (食物繊維・水分摂取量の不足、運動不足など)、痙攣性便秘 (自律神経の異常、過敏性腸症候群、精神的ストレスなど)、直腸性便秘 (排便の意識的抑制、腹圧の減弱、下剤や浣腸の乱用など)、医原性便秘 (薬剤、長期臥床、手術など)に分類される。

●排便障害のある患者の特徴

・**下痢の場合**：腸の 蠕動運動 の亢進による腹鳴や腹痛、肛門部痛、疲労感、水分・栄養分の喪失による口渇や空腹感、倦怠感がある。脱水を起こすこともある。

・**便秘の場合**：食欲不振、腹部不快感、腹部膨満感、腹痛、悪心・嘔吐がみられ、悪化すると消化吸収能力の低下や 腸閉塞 などの危険性もある。

・排便障害は、不安、不眠、意欲 の低下などを引き起こす。

●看護のポイント

・排便回数・間隔・時刻・便の量や性状、腹痛、残便感、食事内容との関連性を観察し、健康時の 排便習慣 と比較する。

・**下痢の場合**

・ノロウイルスなどの 感染症 に起因する場合もあるため便の性状に注意する。感

染症の疑いがある場合は、排泄物の取り扱いは感染防止マニュアルなどに基づき、院内感染の防止に努める。

・身体・精神の安静を図り、保温に努めて 体力 の消耗を防ぐとともに、肛門周囲の清潔保持にも留意する。

・消化のよい、栄養価の高い食品の摂取を勧め、電解質 を含んだ水分の摂取を促し、水分バランスの評価も行う。とくに長期の下痢では、低カリウム血症 に注意する。

・**便秘の場合**

・毎日一定の時間に排便を試みさせ、便意のあるときには 抑制 させないようにする。

・食物繊維に富む食物や脂肪食品、十分な水分を摂取し腹部のマッサージや全身運動、リラクゼーション、腹部の 温罨法 を行う。

10 黄疸のある患者の看護

●黄疸とは

血液中に胆汁色素の ビリルビン が増加して、皮膚や眼球結膜が黄色くみえる状態をいう。健康時のビリルビン値は0.2〜1.2mg/dLだが、2.0mg/dLを超えると眼球結膜が黄色くなり、容易に判断できる。これを 顕性黄疸 という。一方、肉眼的に不明瞭な場合は、不顕性黄疸（2.0mg/dL以下）という。

主な原因には、**図3-8**のように①赤血球の破壊（溶血）が亢進し、ビリルビンが過剰に産生された場合（溶血性黄疸）、②肝臓の処理能力に障害が起き、ビリルビン

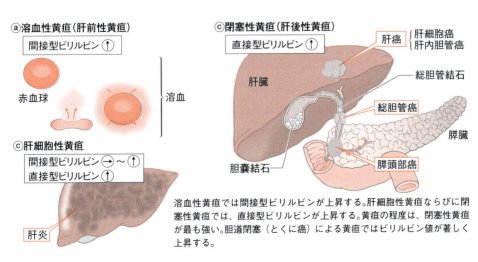

溶血性黄疸では間接型ビリルビンが上昇する。肝細胞性黄疸ならびに閉塞性黄疸では、直接型ビリルビンが上昇する。黄疸の程度は、閉塞性黄疸が最も強い。胆道閉塞（とくに癌）による黄疸ではビリルビン値が著しく上昇する。

図3-8 黄疸の種類

がうまく排泄できない場合（ 肝細胞性黄疸 ）、③胆汁が十二指腸に排泄されるまでのルートである胆道に通過障害がある場合（ 閉塞性黄疸 ）の３つがある。

●黄疸のある患者の特徴

・軽度では 眼球結膜 の黄染がみられ、やがて全身の皮膚にも出現する。

・全身倦怠感、食欲不振、悪心・嘔吐、発熱、瘙痒感、出血傾向、脂肪便などの随伴症状がみられる。

・ 瘙痒感 による不眠や、掻き傷による二次感染のおそれがある。

●看護のポイント

・黄疸の部位と程度、排泄物の 色調 、随伴症状の有無、出血傾向などを観察する。

・治療が長期にわたり、外観の変容などから患者の不安は大きく、 精神的 な援助が必要である。

・肝硬変による肝細胞性黄疸や溶血性黄疸では、食事後１～２時間を中心とした安静臥床で肝血流量を確保し、良質なタンパク質（１日あたり1.0～1.2g/kg体重）食とし、１日３食をバランスよく摂取する。

・閉塞性黄疸ではビリルビンが末梢神経を刺激し、瘙痒感が生じる。瘙痒感には２％ 重曹水 やアルコールを用いた清拭を行い皮膚を清潔に保ち、爪は短くし、皮膚を掻かないように指導したり、保湿剤や軟膏を塗るなどのケアを行う。

・閉塞性黄疸では、ドレーンを入れて胆汁を体外に排出して黄疸を軽減させる、経皮経肝的胆道ドレナージ（PTCD）を行うことがある。この場合、ドレーン管理や 感染予防 に注意する。

・便が長時間腸内に停滞するとビリルビンの 再吸収 が促進され、血中のビリルビンが増加し、黄疸が悪化するので便秘を予防する。

---

11 ▶ 脱水のある患者の看護

●脱水とは

体内に存在する総水分量が減った状態のことで、総水分量が減ると水分と電解質（主としてナトリウム）がともに減少するため、ホメオスタシス（体内の恒常性）が保てなくなる。

脱水は、①主に血液や組織液から水分が失われる 水欠乏性脱水 （ 高張性脱水 ）、②主にナトリウムが失われる Na欠乏性脱水 （ 低張性脱水 ）、③水分とナトリウムが失われる 等張性脱水 、の３つに分けられる。

・**水欠乏性脱水（高張性脱水）**：血漿浸透圧が 上昇 することによって細胞内液中の水分が細胞外液に移動し、細胞内液の水分減少が著しくなり、細胞内脱水が起こる。

水分摂取ができないときが多い。

・Na欠乏性脱水（低張性脱水）：血漿浸透圧が 低下 し、細胞外液中の水分が細胞内液へ移動し、細胞内液の水分が増加するとともに循環血液量が減少し、血圧低下が起こる。 熱中症 、熱傷の不適切な管理、食塩制限、利尿剤使用、多量の嘔吐や下痢が原因である。

・等張性脱水（混合性脱水）：血漿浸透圧と血清ナトリウム濃度には異常はなく、ヘモグロビン値の 上昇 が認められる。下痢、腹水の貯留、手術が原因となる。

●脱水のある患者の特徴

・水欠乏性脱水の場合は、激しい 口渇感 や尿量の減少などの症状が現れ、 発汗できない ため発熱が生じる。

・Na欠乏性脱水の場合は、全身倦怠感、眠気、 血圧低下 、頻脈、体温低下などの症状が現れ、 脳浮腫 を伴うと重篤になる。

・いずれの脱水も症状が進行すると、 ショック などの重篤な状態になることがある。

・熱中症では、高温多湿環境下で活動して多量に 発汗 することで、電解質の喪失、 高体温 状態、ショックを呈することもある。

・倦怠感や脱力感のため易疲労感で活動が低下し、 セルフケア 能力の低下が起こる。

・立ちくらみ、めまい、混乱・興奮などで、 転倒 や打撲などの危険性がある。

・高度な高血糖状態になると、尿に大量の ブドウ糖 が放出されることになり、その際に水分も一緒に排泄されてしまい、その結果、脱水が生じる（浸透圧利尿）。

●看護のポイント

・経口的に水分が補給できる場合は十分な水分を与えるが、Na欠乏性脱水の場合は水中毒を起こす危険があるので、 電解質 飲料を勧める。

・中度等以上の脱水では、医療機関での緊急処置が必要となる。輸液療法などが行われる。

・輸液により、体液のアンバランスや循環器系への負担が考えられる。そのため輸液中は、適正な 輸液量 、輸液の 速度 は正しいか、 水分出納のバランス は取れているか、尿量や尿比重を常にチェックする。

・乳幼児や 高齢者 では、とくに脱水が起こりやすいので水分摂取を促す。

・皮膚が 乾燥 し傷つきやすいので、感染予防のため清潔を保持する。

12 浮腫のある患者の看護

●浮腫とは

　細胞と細胞の間の隙間を間質といい、この部分の水分のことを間質液（組織液）という。浮腫とは、何らかの原因で体内の代謝に異常が起こり、水分の局在バランスが崩れ、間質液が 増加 した状態のことである。

　浮腫には、全身で生じる全身性浮腫と、局所的に生じる局所性浮腫（限局性浮腫）に分けられる。

＜全身性浮腫＞

・**心臓性浮腫**：心臓のポンプ機能の低下により、心拍出量が減少し、静脈内圧が高まる。その結果、組織間から静脈への水分を移動させる力が弱まり、水分が貯留する。

・**腎性浮腫**：腎臓の糸球体が障害されて尿にタンパクが漏れ出すと低タンパク血症になり、膠質浸透圧が低下する。

・**肝性浮腫**：肝臓でのタンパク合成が低下して低タンパク血症になると、膠質浸透圧が低下する。

＜局所性浮腫＞

・**静脈性浮腫**：長時間の同一体位または何らかの外的要因によって、局所の静脈還流が阻害されることにより生じる。

・**リンパ性浮腫**：リンパ節の郭清などによる。リンパ管の機能不全により生じる。

●浮腫のある患者の特徴

・浮腫のある患者には、皮膚の弾力性の低下・乾燥、皮膚温の 低下 、倦怠感、疲労感、食欲不振、尿量減少、体重増加、腹部膨満感、呼吸数増加、息切れ、喘鳴などの随伴症状がみられる。

・浮腫の 出現部位 は、原因となっている疾患などによって異なる。

・心臓や腎臓の負担を軽減するための 安静 や、倦怠感による活動低下に伴う セルフケア不足 によって長時間圧迫されて局所の循環が悪くなり、褥瘡 ができやすくなる。

・末梢循環不全や皮膚粘膜が伸展して傷つきやすいこと、清潔を保ちにくいことから、感染 が起こりやすい。

●看護のポイント

・浮腫の部位と程度・皮膚の状態、体重 の増減、随伴症状の有無、バイタルサインと検査データなどを観察する。

・心疾患や腎疾患などによる浮腫の場合、安静が必要となる。その必要性について十分説明し、安楽な体位を工夫し、長期間の 同一体位 を避ける。

- 浮腫のある部分の皮膚は機械的な刺激に対して傷つきやすくなっており、衣類や寝具などの圧迫を避け、皮膚を清潔にするとともに傷つけないように注意する。
- 血行も悪く冷感を生じやすいので、室温や寝具などで調節し、保温に努める。
- 浮腫の原因により、塩分制限や水分制限などの食事を管理し、利尿薬を中心とする治療薬の服薬管理や水分出納に注意する。

13　発熱のある患者の看護

●発熱とは

視床下部にある体温調節中枢の体温設定の変化により、体温が異常上昇した状態を発熱という。体温調節中枢では、外部環境と体内環境にかする情報を収集し、体温が一定の基準値（セットポイント）になるように調節している（図3-9）。セットポイントよりも体温が高い場合は熱を放散とし、低い場合は熱を産生することでバランスを保っている。

発熱を起こす原因の多くは細菌やウイルスなどの病原性微生物の侵入による感染で、体温調節中枢に刺激を与えて発熱する。このほかには、脳腫瘍や脳血管障害、頭部外傷などが発熱の原因になる。

●発熱のある患者の特徴

- 体温調節中枢のセットポイントが高く設定されると、寒気がしたり（悪寒）、震えが起きる（戦慄）。また、熱感、関節痛などの症状が起こり、身体的苦痛が大きい。
- 体温が1℃上昇すると、脈拍数は1分間に7～10回増加する。
- 咽頭痛や咳、痰がある場合は呼吸器系の感染症が、腹痛や下痢、嘔吐がある

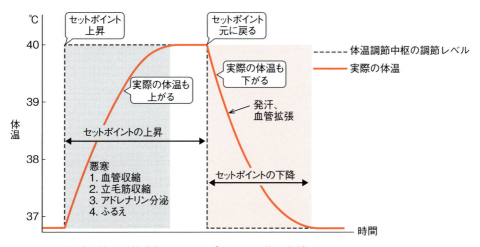

図3-9　発熱時の体温調節中枢のセットポイントと体温曲線

場合は消化器系の感染症が、頻尿や 排尿痛 、残尿感などがある場合は腎・泌尿器系の感染症が疑われる。

・食事・水分の摂取量低下や、発熱による代謝 亢進 のためエネルギー・水分消費が起こり、そのため倦怠感や疲労感がある。

●看護のポイント

・安静の保持、 水分摂取 を促し、消化のよい麺類や粥、果物などを与える。
・ 発汗 があるので清拭や更衣・リネン交換を行う。
・体力を消耗すると皮膚や粘膜が 易感染傾向 となるため、皮膚や口腔の清潔保持に努め、二次感染を予防する。
・悪寒や戦慄がある場合は 温罨法 、熱感があるときは 冷罨法 を行う。
・発熱の程度や 熱型 を知るために、頻回で確実な体温測定を行う。とくに、熱型は発熱の原因を推測するのに役立つ。

14 痛みのある患者の看護

●痛みとは

痛みとは「実際の組織損傷や潜在的な組織損傷に伴う，あるいはそのような損傷の際の言葉として表現される，不快な感覚かつ感情体験」〔国際疼痛学会（IASP）、1981〕と定義され[2]、痛みは「主観的な感覚・感情であり、患者が痛いといえば痛みが存在する」と考えられている。

痛みは 主観的 な訴えで、その人自身の生命活動に何らかの障害がある場合に生じる 生理的症状 である。

痛みの種類には、次のように分類される。

・ 体性痛 ： 表在痛 －皮膚や皮下組織、粘膜への刺激や損傷による痛み。
　　　　　 深部痛 －筋肉や関節、腱、骨、漿膜などに起こる痛み。
・ 内臓痛 ：管腔臓器の攣縮や収縮・拡張刺激、実質臓器の牽引・腫脹による被膜伸展などによって生じる痛み。
・ 関連痛 ：内臓痛が脊髄内で他の部位へと伝わって感じられる痛み。

●痛みのある患者の特徴

・痛みの程度は、人によって感じ方が 違う 。患者が痛みを表現していれば、痛みは 存在 する。
・感じ方は、 鈍痛 、灼熱痛、疝痛、 激痛 などと表現される。
・痛みのある部位を守るような姿勢をとることが多く、筋肉が 緊張 していたり、特有の表情を呈する。

NRS（数値的評価スケール）

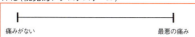

痛みの評価を0から10までの11段階で行う。全く痛みのない状態が「0」で、考えられる最悪な痛み「10」とする

VAS（視覚的アナログスケール）

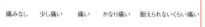

100mmの線の左端を「痛みなし」、右端を「最悪な痛み」とした場合、患者が感じている痛みの強さを直線の上に印をつけてもらう方法である

VRS（カテゴリースケール）

| 痛みなし | 少し痛い | 痛い | かなり痛い | 耐えられないくらい痛い |

痛みの強さを5段階で表し、言葉を選ぶことで痛みの評価を行う方法である

FPS（フェイススケール）

顔の表情で痛みの評価する方法である。小児や高齢者によく用いられる。ただし痛みだけでなく、そのときの気分を反映してしまう可能性があり、評価が難しいことがある

図3-10　主な痛みの評価スケール

- 疼痛に伴う症状には、呼吸困難、呼吸促迫、浅い呼吸、血圧低下・徐脈（迷走神経刺激）、血圧上昇・頻脈（交感神経刺激）、不整脈、末梢冷感、悪心・嘔吐（迷走神経刺激）、代謝亢進、酸素消費量の増加などがみれる。
- 不眠や不安、恐怖、抑うつ、回復意欲の低下、睡眠覚醒リズムの混乱などがみられる。

●看護のポイント

- 痛みの部位および変化、発症時間や持続時間、随伴症状の有無、程度（レベル）などを把握し、訴えに理解を示す。
- 痛みの程度は、さまざまな痛みの評価スケールなどを用いて評価する（図3-10）。
- 痛む部位を挙上したり、冷・温罨法、マッサージなどを行う。医師の指示により、正確な与薬を行う。
- 痛みによる不安を軽減するよう、温かい態度と声かけ、十分な説明を行う。常に患者の訴えに耳を傾ける。

15　感覚障害のある患者の看護

●感覚障害とは

　身体外部から受ける光や音、温度なの刺激や、疼痛など体内から受ける刺激を正確に感知できない状態を感覚障害という。

　感覚障害には、刺激に対して強く反応する感覚過敏、刺激に対して正常な感覚が鈍っている感覚鈍麻、刺激を認知できない感覚消失、刺激が異なった妙な感覚（しびれ感、うずき感など）として認知される異常感覚、刺激がないのに異常な感覚を自覚する錯覚などがある。

●感覚障害のある患者の特徴

・刺激を正しくとらえられず 熱傷 やけが、褥瘡を起こす危険性が高い。

・ 深部感覚 の障害では位置感覚や運動感覚が低下しているため バランス が取りにくく、起立時や歩行時に転倒しやすい。手足の機能が障害され、日常生活動作 に影響する。

・痛みや しびれ によって行動制限され、精神的苦痛が生じる。

・直腸や膀胱の感覚障害にでは 失禁 、尿閉、便秘がみられる。

●看護のポイント

・機械的刺激による外傷を予防し、安全 に環境を整える。

・滑りにくい靴を履いた入り、床や風呂場の滑り止め、手すりなど、転倒予防 を考慮する。

・温罨法、冷罨法、清拭、部分浴、入浴など皮膚に触れるものの 温度管理 を行う。

・皮膚表面の圧迫を防ぎ、同一体位を避けて 血行障害 を予防し、褥瘡を防止する。

・急性期には安静を保つ。必要に応じて温湿布やマッサージなどで 血行 を促進させ症状の軽減を図る。

・運動障害が生じたり、痛みによって運動を制限している場合には、運動と安静のバランスをとりながら、関節可動域訓練 や筋肉トレーニングを取り入れ、日常生活行動の拡大、自立支援を行う。

16 意識障害のある患者の看護

●意識障害とは

「覚醒し、自己と自己の環境について認識できている状態」を 意識清明 という。この意識が何らかの原因で障害され、自分自身を認識することはもちろん、周囲の状況に対する反応が低下または消失してしまった状態が、意識障害である。意識の中枢や 大脳皮質 が障害されたり、脳の 循環血液量 が少なくなったり、ブドウ糖不足 によって脳代謝が低下したり、中毒因子が脳細胞の代謝を抑制するなど、脳細胞が広範囲で 機能しなくなる ことで生じる。

硬膜外血腫、硬膜下血腫、脳挫傷、脳内出血、びまん性脳腫脹などの 頭部外傷 、脳炎などの 感染症 により発症する。また、ショック 、低血糖、呼吸不全 、中毒（アルコール、薬物）、肝不全、腎不全、重篤な心不全などが意識障害の引き金になる。

●意識障害のある患者の特徴

・急性期の意識障害がある場合は、病状が刻々と変化し自分で苦痛を訴えられないため、きめ細かい 観察 が必要である。

- 髄膜刺激症状(項部硬直)や眼の症状(眼球の位置、瞳孔、眼球運動)、運動麻痺、姿勢異常(除脳硬直、除皮質硬直)、痙攣、頭痛、悪心・嘔吐などの症状がみられる。
- 意識障害を起こすと脈拍に変化がみられることが多く、アダムス・ストークス症候群に起因する場合は徐脈が、感染症やショックなどに起因する場合は頻脈がみられる。
- 生命維持のニーズが十分満たせず、自力で身体を動かすことが困難で日常生活スタイルの変更が必要になる。
- 自分で身体を動かせず、感染や褥瘡などの廃用性症候群を起こしやすい。

●看護のポイント

- 発症時の状況や随伴症状、既往歴などから病歴を把握する。
- 意識の有無・意識レベル、バイタルサイン、神経症状などを観察し、急性期にはその変化を見逃さない。
- 意識レベルは、ジャパンコーマスケール(JCS、p.38参照)やグラスゴーコーマスケール(GCS、p.39参照)などを用いて評価する。
- 急性期には呼吸管理と循環の確保、慢性期には褥瘡や誤嚥性肺炎の予防、栄養と水分の管理が重要である。
- 失禁を伴うので、皮膚・粘膜の清潔を保持する。
- 患者・家族の動揺や不安を受け止め、家族が知りたいことを聴取し社会資源の活用について連絡、調整を行う。

---

17 不安・抑うつのある患者の看護

●不安・抑うつとは

　不安とは、対象がない漠然とした恐れの感情であり、安心できない心の状態である。恐怖は目の前に特定の対象があり、立ち向かうことも逃げることもできるが、不安は得体の知れないもので、漠然とした無気力感や落ち着きのなさ、孤独感を感じる。不安では自律神経系の過活動を伴うため、身体的症状が現れる。

　抑うつとは、意欲、関心、興味が低下して気持ちがふさぎ、何もやる気がしない、何も考えたくないという心の状態を指す。人は誰でも肉親との死別、失恋、仕事の失敗などで憂うつになり、気分が沈んだという経験をもつ。ほとんどの場合は時間とともに気分が回復してくる。しかし、憂うつが深刻だと脳内物質の分泌・再吸収に支障をきたし、抑うつ状態に陥ることがある。

●不安・抑うつのある患者の特徴

<不安>

・ 心拍数 の増加、血圧の変化、 発汗 、 呼吸の乱れ などが出現する。強度になると、過呼吸、悪心・嘔吐、筋肉のこわばりなどが起きて、パニック状態になり、徘徊や瞳孔散大などの症状も現れる。

・不安が 身体症状 を引き起こす場合、臓器の病理的変化によって起こるものとの鑑別が重要となる。

・依存、自責、引きこもりなどの反応も出現する。また、不安は 回避行動 を伴いやすい。

<抑うつ>

・ 睡眠障害 、 食欲不振 、便秘、頭痛、口渇、肩こり、息苦しさ、動悸、手足のしびれ感、月経不順などの症状が現れる。

・ 感情や思考の沈滞 、 意欲の低下 、集中力や注意力の減退、自己評価と自身の低下、罪責感と無価値観、将来に対する悲観的な見方、などの症状もみられる。

・抑うつ状態が重度になると寝たきりになったり、 自殺企図 を起こすこともあり、注意を要する。

・行動抑制により 生活活動 が低下し、 セルフケア ができない状態に陥る。

・ 引きこもり が起こり、他者とのかかわりをもとうとしなくなり、家族や周囲の人々との関係性に変化が生じる。

●看護のポイント

・患者がどのレベルであるかを把握し、 日内変動 も考感して経過を観察する。

<不安>

・ゆったりと余裕のある態度で接し、訴えをよく聞き看護師の考えを押しつけたり励ましたりせず、あくまでも 共感的 な態度で接する。

・①患者のそばに座り、 話しやすい雰囲気 をつくる、② ゆったりと、 落ち着いた態度 をとる、③一つひとつ うなずきながら 患者の話を聞く、④いい加減な態度で接しない、など細心の注意を払う。

・日常生活行動ができるように援助し、周囲の 環境 を整える。

<抑うつ>

・患者の話や訴えを聞くことから始め、 気分や感情 を表現できるようにかかわる。

・心身ともに 休息が必要 であることを説明し、十分な睡眠をとることを勧め、刺激を避け、安心して休める環境づくりが重要である。

・不眠の解消に努め、症状が落ち着いてきたら 生活リズム を形成していく。

・ 自殺 のサインを見逃さず、スタッフ間で情報を共有し、行動を注意して見守る。

引用文献

1）日本救急医学会：医学用語解説集、http://www.jaam.jp/html/dictionary/dictionary/word/0823.htm、2019年6月13日検索
2）日本ペインクリニック学会用語委員会：国際疼痛学会、痛み用語、2011年版リスト、2012、http://www.chugaiigaku.jp/upfile/browse/browse724.pdf

参考文献

1）中村惠子、小山敦代編：臨床看護概論、看護学入門7　基礎看護Ⅱ、第3版、メヂカルフレンド社、2019
2）小林佳郎ほか：基礎看護3、新看護学8、第14版、医学書院、2013
3）大舘敬一：症状の基本がわかる本、サイオ出版、2019
4）岡田忍監修：看護のための症状Q&Aガイドブック、サイオ出版、2016
5）堤寛：新訂版クイックマスター病理学、第2版、サイオ出版、2018
6）増田敦子：解剖生理をおもしろく学ぶ、サイオ出版、2015
7）藤野彰子ほか編：新訂版看護技術ベーシックス、第2版、サイオ出版、2017
8）日本気管食道科学会：気管食道科に関する疾患・症状、嚥下障害、http://www.kishoku.gr.jp/public/disease04.html、2019年6月13日検索

第3章 | **2** 主な症状に対する看護

過 去 問 題

問1　貧血患者の看護について、適切なのはどれか。　　　　（奈良 2018）

１．激しい運動を勧める。

２．四肢の保冷に努める。

３．転倒を予防する。

４．鉄（鉄分）の摂取は、控えるよう説明する。

[　　　　　]

問2　貧血とその看護について，<u>誤っている</u>のはどれか。　　（山口 2018）

１．原因として赤血球の産生障害がある。

２．免疫力の低下が起こる場合がある。

３．鉄剤与薬時は消化器症状を観察する。

４．食事は低たんぱく食とする。

[　　　　　]

問3　血管の障害により出血傾向となる疾患について、正しいものはどれか。

（青森 2018）

１．アレルギー性紫斑病

２．血友病

３．白血病

４．播種性血管内凝固症候群（DIC）

[　　　　　]

問4　出血傾向の原因と主な疾患との組み合わせで正しいのはどれか。　（埼玉 2018）

１．血管の障害　　──────　血友病

２．血液凝固障害　　──────　壊血病

３．血小板の減少　　──────　白血病

４．血小板の機能低下　──────　アレルギー性紫斑病

[　　　　　]

問5 出血傾向のある患者の看護について、適切でないのはどれか。　　(奈良 2018)

1．転倒を予防する。

2．血圧測定時は、加圧しすぎないように注意する。

3．排便時は、強くいきまないように指導する。

4．歯磨きは、硬い歯ブラシを使用するように指導する。

[　　　　　]

問6 出血傾向のある患者の看護について，誤っているのはどれか。　　(山口 2018)

1．排便のコントロールを行う。

2．転倒や打撲をしないように環境整備を行う。

3．皮膚や粘膜を清潔に保つ。

4．採血時は駆血帯をきつく締める。

[　　　　　]

問7 アナフィラキシーショックについて、誤っているものはどれか。　　(青森 2018)

1．ヒスタミンが大量に放出される。

2．血管透過性亢進により、血圧が低下する。

3．Ⅳ型(遅延型)アレルギーである。

4．喉頭浮腫による呼吸困難が起こる。

[　　　　　]

問8 アナフィラキシーショックについて正しいのはどれか。　　(埼玉 2018)

1．麻酔薬は原因にならない。

2．主にIgM抗体が関与する。

3．症状の一つに血圧低下がある。

4．遅延型のアレルギー反応である。

[　　　　　]

問9 次のうち、正しいもはどれか。　　(青森 2018)

1．咳嗽は生体防御反応の咳嗽は生体防御反応の一つである。

2．痰は飲み込んでもよい。

3．呼吸困難時は浅く速めのを行う。

4．発熱による体温上昇時は、電気毛布などで保温する必要はない。

[　　　　　]

問10 呼吸困難のある患者の看護について、正しいものを一つ選べ。 (関西 2018)

1．食後は胃が膨らみ横隔膜が下がり、呼吸しやすくなる。

2．ヒュージョーンズの分類のⅤ度では、会話や衣類の着脱時も息切れが起こる。

3．症状が増強しない呼吸法は胸式呼吸である。

4．不安があると呼吸が抑制され、ゆっくりした呼吸になる。

[   ]

問11 大量の嘔吐で引き起こされる状態で適切でないのはどれか。 (埼玉 2018)

1．昏睡

2．テタニー

3．ショック

4．代謝性アシドーシス

[   ]

問12 嘔吐時の適切な看護について、正しい組合せはどれか。 (佐賀 2018)

a．仰臥位にして、吐物の誤嚥を防ぐ。

b．汚染された寝具や寝衣は、速やかにとりのぞく。

c．嘔吐後は、冷水などで含嗽させる。

d．血圧低下がおこる場合があるため、手足を冷やす。

1．aとb　2．bとc　3．cとd　4．aとd

[   ]

問13 咳やくしゃみをすることで漏れる尿失禁について、正しいものはどれか。

(青森 2018)

1．機能性尿失禁

2．切迫性尿失禁

3．反射性尿失禁

4．腹圧性尿失禁

[   ]

問14 便秘とその看護について，正しいのはどれか。 (山口 2018)

1．器質性便秘は基本的な生活行動が関わっている。

2．痙攣性便秘は交感神経の過緊張状態により起こる。

3．脂肪食品の摂取を控えるように説明する。

4．適度な運動を勧める。

[   ]

問15 腹部膨満感のある患者の看護で適切なのはどれか。　　　　　(埼玉 2018)

1．体位変換は避ける。

2．牛乳の摂取を促す。

3．腹部の冷罨法を行う。

4．呼吸困難の有無を観察する。

[　　　　　]

問16 黄疸のある患者の看護について、正しいものを一つ選べ。　　　(関西 2018)

1．黄疸とは血中にアンモニアが増加した状態である。

2．安静臥床にすると肝臓への血流が減少する。

3．出血しやすいので、歯ブラシは柔らかいものを使用する。

4．掻痒感を予防するため、寝具や寝衣は化学繊維の製品を使用する。

[　　　　　]

問17 黄疸のある患者とその看護について，正しいのはどれか。　　　(山口 2018)

1．血中ビリルビン濃度の低下がみられる。

2．眼球結膜を観察する。

3．運動を促す。

4．掻痒感を伴う場合は，タオルで擦るように指導する。

[　　　　　]

問18 瘙痒感のある患者の看護について、適切でないのはどれか。　　　(奈良 2018)

1．体を温める。

2．保湿剤を塗布する。

3．爪を短く切る。

4．気分転換を促す。

[　　　　　]

問19 ナトリウム(Na)欠乏性脱水(低張性脱水)について、誤っているものはどれか。　　　(青森 2018)

1．血圧低下や意識障害の症状が生じる。

2．口の中に強い渇きを感じやすい。

3．利尿剤の過剰投与で起こりやすい。

4．強い嘔吐や下痢症状などが原因となる。

[　　　　　]

問20 85歳の男性。外出後、「めまいがする。疲れた」と言いぐったりしていたため、家族に付き添われて受診したところ、脱水と診断され入院した。看護で適切なのはどれか。 （埼玉 2018）

1．口腔ケアの実施は控える。
2．高齢者の脱水は珍しいと説明する。
3．ナトリウムの摂取は避けるように説明する。
4．口渇を感じなくても水分摂取が必要であると説明する。

[　　　　　]

問21 脱水のある患者の看護について、適切でないのはどれか。 （佐賀 2018）

1．高齢者は重症化しやすいので、注意深く観察する。
2．ナトリウム欠乏性脱水では、頭痛や嘔気などの症状に注意する。
3．皮膚が傷つきやすいため清拭は避ける。
4．水分摂取状況や尿量を観察する。

[　　　　　]

問22 発熱時の看護について、誤っているものはどれか。 （青森 2018）

1．冷罨法は、大動脈のある腋窩や鼠径部を避けて行う。
2．発熱時は脱水を起こしやすいため、水分摂取を促す。
3．呼吸器感染症などの二次感染を予防するため、歯磨き、含嗽を促す。
4．発熱の程度や熱型を知るため、定期的に体温測定を行う。

[　　　　　]

問23 発熱について正しいのはどれか。 （埼玉 2018）

1．体温調節中枢は延髄にある。
2．悪寒戦慄の症状は解熱まで続く。
3．解熱時は皮膚血管が収縮し熱の放散が促される。
4．体温上昇中は温罨法を行いエネルギー消耗をおさえる。

[　　　　　]

問24 発熱のある患者の看護について、適切でないのはどれか。 （奈良 2018）

1．水分摂取を促す。
2．悪寒を訴えるときは、湯たんぽを使用する。
3．二次感染を予防するため、口腔ケアを行う。
4．発汗が多いときは、糖分の摂取を勧める。

[　　　　　]

問25 発熱のある患者の看護について、正しいものを一つ選べ。　　　（関西 2018）

1．発熱時は代謝が低下する。

2．悪寒が強い場合は、冷罨法を行い体温を下げる。

3．発汗の多いときは、水分や電解質の補給を促す。

4．舌や口腔粘膜の乾燥を防ぐために、歯磨きや含嗽を中止する。

[　　　　　]

問26 発熱とその看護について，誤っているのはどれか。　　　（山口 2018）

1．悪寒がある場合は、末梢の血管は拡張している。

2．発汗が激しい場合は、ナトリウム欠乏性の脱水を引き起こしやすい。

3．食事は消化のよいものを勧める。

4．口腔ケアを促す。

[　　　　　]

問27 頭痛のある患者の看護について、正しいものはどれか。　　　（青森 2018）

1．冷罨法は、循環を促進し筋弛緩を促す。

2．頭蓋内圧亢進時は、内圧を下げるために頭部を高く保つ。

3．頭痛時は、採光のよい部屋で休ませる。

4．頭痛時は、家族や面会人と会話することを勧める。

[　　　　　]

問28 痛みのある患者の看護について、正しいものを一つ選べ。　　　（関西 2018）

1．グラスゴーコーマスケールは痛みの尺度である。

2．痛みがあると筋肉は弛緩し、筋肉が弛緩すると痛みはさらに増強する。

3．炎症を伴う急性の痛みには温罨法を行い、積極的に温める。

4．がん性疼痛には、主にモルヒネなどの麻薬を使用する。

[　　　　　]

問29 痛みのある患者の看護について、適切でないのはどれか。　　　（佐賀 2018）

1．痛みの訴えを受け止め、気持ちに寄り添う。

2．痛みの部位、性質、現れ方、程度を観察する。

3．鎮痛薬は、痛みの原因や感じ方、部位に応じて使用する。

4．炎症による急性期の痛みの軽減には、温罨法を用いる。

[　　　　　]

問30 意識障害とその看護について，誤っているのはどれか。 (山口 2018)

1. 刺激しても覚醒しない場合は、ジャパン-コーマ-スケール（JCS）で30と評価する。
2. 口腔内が汚染されやすい。
3. 吸引が行えるように準備をしておく。
4. 発症時から体位変換を積極的に行う。

[　　　　　　]

問31 不安状態にある患者について、誤っているものはどれか。 (青森 2018)

1. 患者自身、不安の原因がわからず対処に困っていることが多い。
2. 生理的な不安の反応として、動悸・口渇・発汗がみられる。
3. 行動上の不安の反応として、憂うつ・自己卑下・無力感がみられる。
4. 不安は言語で表現されることが少ない。

[　　　　　　]

問32 抑うつ状態の患者について、誤っているものはどれか。 (青森 2018)

1. 軽度の状態では、憂うつ気分・集中力の低下がみられる。
2. 重度の状態では、あらゆる行動が抑制され終日臥床した状態となる。
3. 身体的管理や生活面への援助は、抑うつ状態が軽快してから開始する。
4. 回復期は、自殺企図の予兆を見逃さないように観察・対応する。

[　　　　　　]

問33 抑うつ状態でみられるのはどれか。 (山口 2018)

1. 幻覚
2. 意欲低下
3. 見当識障害
4. 振戦せん妄

[　　　　　　]

3 治療・処置に伴う看護

1 安静療法を受ける患者の看護

●安静療法とは

安静療法の目的は、身体のエネルギー消費 を抑えることで疾病による 侵襲 に対応し、健康回復を 促進 することである。

安静の種類には、絶対安静 、床上安静 、期限付き安静 などがある

●安静療法を受ける患者の看護の特徴

患者の疾患に対する思い、安静度についての 理解度 を確認し、安静が必要な理由 について、理解できるように説明する。

安静により 日常生活行動が制限 されるため、基本的ニードの充足 を図るとともに、患者が自分でできることは自分で行うことができるよう援助する。

患者は、行動制限によって イライラ したり、不安や焦りを感じたりするため、患者の思いを 受容 するとともに、行動制限が受け入れられるよう、必要性や安静期間などを 具体的 に説明する。

2 食事療法を受ける患者の看護

●食事療法とは

食事療法の目的は、患者に病態に応じた食事を与えることにより、疾患のコントロール や 治療 をすることである。

食事療法には、食事内容の制限や負荷 をする場合、食事摂取方法の規制や変更 をする場合、栄養の維持・補強・改善 を行う場合がある。

入院患者の食事には、一般食 と 治療食 がある。治療食は 食事療法 として用いられる食事で、腎臓病食、肝臓病食、糖尿病食 、検査食 などがある。

●食事療法を受ける患者の看護の特徴

患者の疾患や食事療法に対する 理解度・思い を知るとともに、患者が食事療法の 必要性 を理解し、行動変容が起こるよう援助する。

多くの場合、食事療法は 生涯にわたって 行わなければならないため、患者がセルフケアを持続できるような援助が必要である。

日々の生活において、食事療法を上手にとりいれることができるよう、患者と一緒に考える。

3　薬物療法を受ける患者の看護

●薬物療法とは

薬物療法は目的別に、原因療法、対症療法、予防療法、充填療法の4つに分けられる。また、検査や診断のためにも薬剤は用いられる。

薬物の作用に影響を及ぼす要因には、年齢、体格、体質（アレルギーの有無）、疾患、症状、妊産婦・授乳婦、精神状態・ストレス、コンプライアンス・認知能力、サポート体制などがある。最近はアドヒアランスという考え方が重視されている。

薬物の体内動態（薬物動態）は、吸収されて血液内に入り、体内の組織に分布し、肝臓や小腸にて代謝され、尿中などに排泄される（図3-10）。

●薬物療法を受ける患者の看護の特徴

正しい与薬を行うためには、6R（正しい患者、正しい薬、正しい目的、正しい用量、正しい用法、正しい時間）による確認、ダブルチェックによる確認などが必要であり、与薬後は患者を観察し、全身状態を観察して副作用の早期発見に努め、症状の変化、薬効についても確認する。

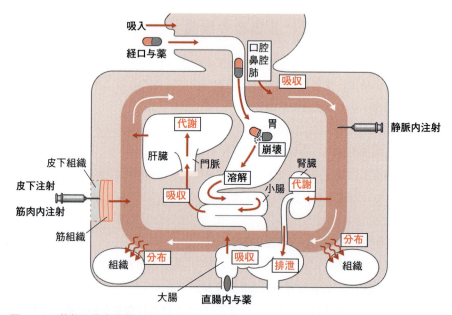

図3-10　薬物の体内動態
（山口瑞穂子編著：新訂版　看護技術講義演習ノート、下巻、第2版、p.94、サイオ出版、2016より改変）

抗がん剤による化学療法では、アレルギー反応(発赤・瘙痒感)、骨髄抑制、嘔気・嘔吐、下痢、貧血、出血傾向、倦怠感などの副作用がみられる。骨髄抑制により易感染状態になるため、感染予防の援助が必要になる。

4 輸液療法を受ける患者の看護

●輸液療法とは

　輸液療法の目的は、経静脈的に、水分、電解質、カロリーバランスを是正することや病態の治療などである。

　輸液療法には、維持輸液、補充輸液、欠乏量輸液がある。

●輸液療法を受ける患者の看護の特徴

　輸液療法が、効果的に、安全・安楽に受けられるよう、患者には、以下のような援助が必要である(図3-11)。

①正確な輸液投与(患者・内容・量・方法・時間・目的)→6R
②循環動態の変化や輸液薬剤による副作用・副反応の観察
③注射針の抜去や血管外への輸液製剤の漏出、感染などの二次的問題の予防

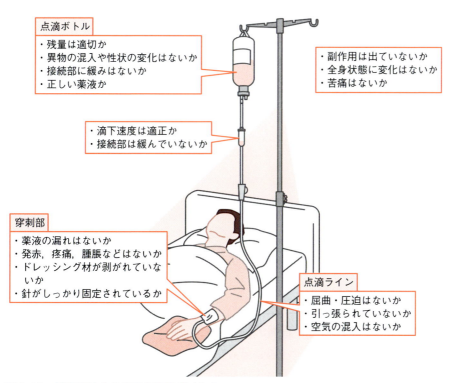

図3-11　輸液療法中の患者の観察ポイント
(山口瑞穂子編著：新訂版　看護技術講義演習ノート、下巻、第2版、p.140、サイオ出版、2016より改変)

④活動・休息・清潔など 基本的ニードの充足

⑤点滴ラインなどによる拘束感や重症感などの 心理的苦痛 に対する配慮

5 放射線療法を受ける患者の看護

●放射線療法とは

　放射線療法とは、病変部と正常組織との放射線に対する反応を利用して、悪性腫瘍に電離放射線を当てることにより腫瘍細胞を 死滅 させ、増殖を抑える 治療法である。

　放射線療法の特徴は、低侵襲性 と 機能・形態の温存 である。

　放射線治療の主な目的は、治療を目指す（根治照射）、手術など他の治療法と併用し治療する（補助的照射）、症状の緩和（緩和的照射）である。

●放射線療法を受ける患者の看護の特徴

　放射線治療を受ける患者には、以下のような援助をする。

　事前に放射線治療に対して説明し、理解度を確認する とともに、患者・家族の話を聞く。

　日常生活での注意点 や副作用・副反応などへの対処方法についても説明し、具体的な方法について患者と一緒に考える。副作用・副反応には、消化器症状 、脱毛、ふらつき、めまい、倦怠感、皮膚障害 などがある。

　原因疾患による症状や放射線治療の副作用・副反応症状の 観察 と 緩和 するための援助。

　患者への対応を速やかに行うために、医師や放射線技師と 情報を共有 し、チーム内の調整をする。照射部の皮膚にはマーキングがされているため、消えないように注意する。

6 手術療法を受ける患者の看護

●手術療法とは

　手術療法の目的は、疾病の治療 、疾病の診断や確定 、症状の緩和 、患者のQOL の向上である。

●手術療法を受ける患者の看護の特徴

　手術前には、患者が安心して手術に臨め、術後の 合併症 のリスクを最小限にできるよう、手術前の検査と治療に関する援助、心理面への援助、手術に向けたオリエンテーション 、術前訓練 への援助などが行われる。

手術中には、手術が安全・安楽に行われるよう、患者への 精神的援助 、安全で的確な技術の提供、手術チームの調整 などを行う。

手術後は、手術侵襲によるさまざまな 生体反応 を早期に把握し、術後合併症を予防 すること、社会復帰 に向けて身体的・心理的・社会的な支援と調整が求められる。援助としては、生命の危機につながる 徴候の観察 ・アセスメント、早期離床 の援助、苦痛の緩和 、退院に向けての援助などがある。

7 精神療法を受ける患者の看護

◉精神療法とは

精神療法とは、環境への適応が障害され、精神的に困難な問題を抱えた者に対して、治療者が、対人関係 を通して対象者に何らかの治療的 変化 をもたらす治療法である。

精神療法には、支持的療法 、表現療法 、洞察療法 、訓練的療法 がある。このうち、実際の行動を通して、現実社会への適応性の改善を図る治療のことを 訓練的療法 という。

◉精神療法を受ける患者の看護の特徴

精神療法の治療過程において、患者が看護師に依存的になり感情をぶつけてくることを 退行 といい、治療者を過去の人生における重要他者に見立てて接してくることを 転移 という。

精神療法を受けている患者には、スタッフが 一貫した態度 で患者に接する必要がある。

8 臨床検査を受ける患者の看護

検体採取や検査時の介助・患者への援助は看護師の役割であり、検査が安全に行われるとともに、正確な結果が得られるように努める。

検査における看護師の役割には 検査の説明をする 、検査時の 苦痛の軽減をはかる 、危険の回避 と緊急時の対処、医師や技師との連携 などがある。

検査時は、患者の 安全 ・安楽 に努め、適切な室温を保つ、羞恥心に配慮する、プライバシーを保護するなど、安心 して検査が受けられるような 環境を整える 。

検体の採取時には患者本人と検体容器、検査伝票の 名前が一致 していることを確認し、適量 を 正確 に採取する。採取時には、医療従事者への 感染予防 、周囲の汚染防止に努める。

9 救急処置を受ける患者の看護

●救急処置とは

　循環機能や呼吸機能が著しく低下または停止の状態が 3分以上 続くと、脳は不可逆的なダメージを受ける。

　看護師は、救急救命処置に関する、正確な知識・技術を身につけ、救急時には 迅速 かつ適切な援助を行えなければならない。

　心停止や窒息という生命の危機的状況に陥った傷病者や、これらが切迫している傷病者を救命し、社会復帰に導くためには、「救命の連鎖」が必要となる。日本蘇生協議会(JRC)の提唱する救命の連鎖は、1. 心停止の予防 、2. 心停止の早期認識と通報 、3. 一次救命処置 （ 心肺蘇生とAED ）、4. 二次救命処置と心拍再開後の集中治療 の4つの要素によって構成されている（図3-12）。

　救急患者の緊急度・重症度を判断し、介入の優先順位を決めることを トリアージ という。

　心肺機能が停止した状態にある傷病者の自発的な血液循環および呼吸を回復させる試み、あるいは手技を 心肺蘇生法 （ CPR ）という（日本救命医学会）。

　患者の生命が危機的状況に陥っている、緊急度が高い場面では、医療者主導で次々と処置や検査が行われ、患者やその家族は 不安 や 恐怖 を抱えている。患者に 説明 をしながら処置や検査を行う、家族に患者の状態や 治療経過 を適切に伝える、患者・家族の プライバシー を守り、 人権 に配慮する、家族が落ち着ける場を提供するなどの援助が必要である。

●救急時における看護師の役割

①瞬時に十分な 観察 を行い、患者の状況を アセスメント し、医師やその他の医療スタッフと 連携 をとって、適切な処置、診療の介助等を行う。

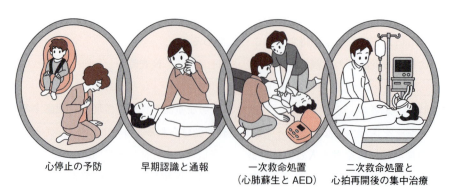

図3-12　救命の連鎖
（日本救急医療財団心肺蘇生法委員会監修：救急蘇生法の指針2015、p.5、厚生労働省、http://www.fdma.go.jp/neuter/topics/kyukyu_sosei/sisin2015.pdfより改変）

②家族などから発症・受傷時の様子や経過、既往歴や薬の使用状況などの 情報 を得る。

③救急の場面では、多くの医療スタッフが関与するため、それぞれが 自己の役割を果たせる よう、調整を図る。

10 ICUの看護

● ICUとは

ICU（集中治療室）は、 大手術後の術後管理 、 全身管理 の必要な患者を収容するためのユニットである。冠状動脈疾患の治療や急性心不全など循環器のためのユニットであるCCU、脳卒中集中治療室（SCU）、高度治療室（HCU）、母体胎児集中治療室（MFICU）、新生児集中治療室（NICU）など、各分野にて重症者の管理を行うための特別ユニットがある。

● ICUで治療を受ける患者の看護の特徴

ICUで治療を受ける患者は、 生命の危機 にあり、さまざまな疼痛や苦痛を生じている。また、このまま死んでしまうのではないかという 恐怖 や疾病や治療にともなう 不安・混乱 などに陥っている。そのため、今起こっていることや行っていること、今後の見通しなどについて 説明 をし、不安・恐怖などを軽減する。

患者には種々のモニターや医療機器が装着されており、十分な知識・技術に基づく観察・ モニタリング により、情報を瞬時にとらえ、患者の 危険の回避 、自然治癒力を高める。

安静の必要性や疾患の諸症状に伴う セルフケア不足 に陥っているため、セルフケアを代行する。

モニター類の装着、輸液ラインの挿入など治療に伴う 苦痛 や疾患の症状による 苦痛 を緩和するとともに プライバシー に配慮する。

第3章 | 3 | 治療・処置に伴う看護

過 去 問 題

問1 食事療法について正しい組み合わせはどれか。 （山口 2018）

1．高アンモニア血症 ―――― 高たんぱく食

2．胆石症 ―――――――― 高脂質食

3．甲状腺機能亢進症 ―――― 低エネルギー食

4．腎不全 ――――――――― 低ナトリウム食

[   ]

問2 薬物療法について、正しいものを一つ選べ。 （関西 2018）

1．薬の代謝は肝臓で行われ、他の臓器は関与しない。

2．薬物は吸収、分布、代謝および排泄という経路をたどる。

3．薬物は飲食物との相互作用で、作用が増強または減弱することはない。

4．副作用の出現に年齢は影響しない。

[   ]

問3 薬物の作用の出現に影響を及ぼす要因について、<u>誤っている</u>組合せはどれか。 （山口 2018）

1．肝機能の低下 ―――――― 薬物の代謝能力の低下

2．薬物の過剰与薬 ―――― 暗示効果

3．薬物の連用 ――――――― 薬物感受性の低下

4．薬物の併用 ――――――― 相乗作用

[   ]

問4 輸液療法をうける患者の看護について、正しいものを一つ選べ。 （関西 2018）

1．浸透圧の高い輸液剤は末梢静脈から投与する。

2．発疹などのアレルギー症状に注意する。

3．点滴の滴下速度は体動により変化することはない。

4．輸液ラインやカテーテルの長さは、動きを妨げないようにできるだけ短くする。

[   ]

問5 輸液療法を受ける患者の看護について、誤っているものはどれか。

(青森 2018)

1. 輸液により尿量が増えるため、排泄動作が安全に行えるよう配慮する。
2. 患者の活動を必要以上に制限しないよう、固定方法の工夫や輸液ラインの長さの調整をする。
3. 声をかけるなどして、安心感を与えるように努める。
4. 穿刺部の静脈炎予防に自動輸液ポンプを使用する。

[　　　　]

問6 放射線防護の3原則に含まれないのはどれか。

(山口 2018)

1. 遮蔽
2. 距離
3. 温度
4. 時間

[　　　　]

問7 放射線療法とその看護について、誤っているのはどれか。

(山口 2018)

1. 放射線障害には急性障害と晩発障害がある。
2. 照射部位のマークは照射を行う度に消す。
3. 口腔内は清潔に保つ。
4. 照射部位の皮膚は擦らないようにする。

[　　　　]

問8 放射線治療を受ける患者の看護について、適切なのはどれか。

(奈良 2018)

1. 貧血がすぐに出現するため注意する
2. 放射線宿酔は、徐々に改善することを伝える。
3. 小線源療法は、大部屋で受けることができると説明する。
4. 不安が増大するため、副作用については出現前には説明しない。

[　　　　]

問9 手術室看護師の役割について、適切でないものはどれか。

(奈良 2018)

1. 機械出し看護師(直接介助)は、手術患者の受け入れを行う。
2. 外回り看護師(間接介助)は、手術室内の環境を整備する。
3. 患者の不安を軽減するように努める。
4. 術後は、病棟看護師に引き継ぎを行う。

[　　　　]

問10 手術を受ける患者の看護について、<u>適切でない</u>のはどれか。　　(佐賀 2018)

1．手術承諾書（手術同意書）が、提出されていることを確認する。

2．除毛する場合は、皮膚を傷つけないように電気シェーバーなどを使用する。

3．手術前に、呼吸法を指導する。

4．無菌操作前の手洗いの順番では、ブラッシング後、中枢から指先に向かって洗い流す。

[　　　　　]

問11 手術後の看護について、正しいものはどれか。　　(青森 2018)

1．手術後の合併症を予防するため、長時間の床上安静が必要となる。

2．腹腔内の出血は直接観察できないため、血圧の変化などに注意する。

3．感染予防のために、手術直後から頻回な消毒が必要である。

4．手術後の疼痛は、異常を示す重要なサインであるため、鎮痛剤の使用は控える。

[　　　　　]

問12 手術後の看護について、<u>誤っている</u>のはどれか。　　(山口 2018)

1．早期離床を促す。

2．深呼吸を促す。

3．疼痛は我慢するように説明する。

4．手術創の処置は無菌操作で実施する。

[　　　　　]

問13 病棟における手術直後の看護について、<u>適切でない</u>のはどれか。　　(佐賀 2018)

1．手術室からの帰室にそなえて、ベッドを温めておく。

2．麻酔から覚醒するまでは、頻回にバイタルサインを観察する。

3．輸血や与薬は、医師の指示で行う。

4．麻酔から覚醒したあとは、意識状態を観察する必要はない。

[　　　　　]

問14 局所麻酔薬中毒の症状で正しいものはどれか。　　　　　　（埼玉 2018）

1．発熱

2．紅斑

3．興奮

4．出血

[　　　　　]

問15 全身麻酔中の合併症について、<u>誤っている</u>ものをひーつ選べ。　（関西 2018）

1．気道閉塞（気道狭窄）

2．呼吸促進

3．低酸素症

4．不整脈

[　　　　　]

問16 一般社団法人日本蘇生協議会（JRC）蘇生ガイドライン2015による一時救命処置（医療従事者用）の心肺蘇生法について、<u>誤っている</u>ものはどれか。

（青森 2018）

1．呼吸していないことが確実に確認できてから行う。

2．胸骨圧迫をベッド上などで行う際は、背部に硬い板を入れる。

3．胸骨圧迫は、強く、速く、たえまなく行う。

4．正常な呼吸や目的のある仕草が認められるまで、心配蘇生を続ける。

[　　　　　]

問17 一次救命処置について、正しい組み合わせはどれか。　　　　（佐賀 2018）

a．AEDの使用

b．血管確保

c．気管挿管

d．胸骨圧迫

　1．aとb　　2．bとc　　3．cとd　　4．aとd

[　　　　　]

4 継続看護と退院計画

継続看護とは、看護の対象となる人々の療養生活における昨日、今日、明日といった継続性と、療養の場の移動や健康状態の変化にかかわらず、責任をもって、一貫した看護 が提供されるという看護の質的な 継続性 とを意味している。1969 年のモントリオール国際看護師協会（ICN）大会では、「その人にとって必要なときに、必要な場所 で、適切な人によって看護を受けるシステムである」と定義づけられた[1]。

つまり、継続看護とは患者の 入院時 から 退院後 のことまでを考えて行う看護のことである。地域に限定されるものではなく、場所や状況の変化にかかわらず、一貫して実施されるものである。健康のあらゆるレベルに対応し、医療機関のみならず、学校や職場などにおいても提供される。

継続看護は、疾病構造の変化 、人口の高齢化 、在院日数の短縮 、在宅看護の導入 によって、その必要性は高まり、慢性疾患や障害を抱えながら退院して、福祉施設 や 在宅 で生活する人が多くなってきた。そのためには、医師、看護師、ケアマネジャー、メディカルソーシャルワーカーなど 多職種 の連携が求められている。その人の生活の場の状況に応じたニードが満たされる 看護の継続性 が重要となっている。

継続看護を実践するためには、疾病・症状マネジメントや社会福祉制度などに関する幅広い知識、根拠に基づいた多彩な看護援助技術、多職種間連携のためのコミュニケーション能力などが必要となる。医療機関での退院支援、在宅療養中の訪問看護などの活用を通して、そのときどきのニーズやあらゆる ライフステージ に応じた 一貫した 適切な看護が 切れ目なく提供される ことが重要である[1]。

退院指導とは 患者教育 の 1 つで、退院後に起こりうる 健康問題 の解決や 社会生活 に必要な知識・技術・態度の習得を助けること、とされている[2]。

入院直後 から、退院に向けて調整・支援の必要性についてスクリーニングをする。その患者にはどのようなケアが必要かを、入院中に早めに 具体化 するために、患者・家族から情報を収集する。患者指導のポイントは、①指導に対する患者の 受け入れ状態 の確認、②患者と一緒に 目標設定 、③患者や家族の ペースに合せ 、理解しやすいよう、わかりやすい言葉で丁寧に伝えることである。

●退院計画

在院日数の 短縮化 によって、高度の医療依存状態や障害をもったまま、退院するケースが増えている。そのため、退院後の療養生活の準備を支援することが求めら

れ、退院調整という考え方が出てきた。
- 退院支援：患者が自分の病気や障害を理解し、退院後も継続が必要な医療や看護を受けながらどこで療養するか、どのような生活を送るかを 自己決定するための支援 する[3]。
- 退院調整：患者の自己決定を実現するために、患者・家族の意向を踏まえて、環境・ヒト・モノを社会保障制度や社会資源につなぐなどの マネジメントの過程 である[3]。

療養者・家族の 自己決定 過程を支援しながら、退院計画を立案し、在宅療養をする場合には、在宅療養に必要な 知識 、 技術 の教育指導や住環境、社会資源などを考えるとともに、関連する職種・組織・機関などとの 調整 を行う。

退院支援・計画は、患者が 入院した時 から始まる。患者の生活状況、生活行動と健康障害との関連、家族構成、家族の介護力、経済状況、住環境などの 情報 を収集し、患者の、退院調整・指導の必要性を 早期 から判断しておくことが大切である（入退院支援スクリーニングシートなどが活用される（図3-13参照）。

● 退院計画の立案

① 退院支援カンファレンス では、入院時から退院まで、退院後の健康問題について検討する。患者の状態や家族の 介護力の評価 をすることも必要である。
② カンファレンスの出席者は、医師・看護師・理学療法士・作業療法士・管理栄養士・メディカルソーシャルワーカー（MSW）、訪問看護師やケアマネジャーなどである。

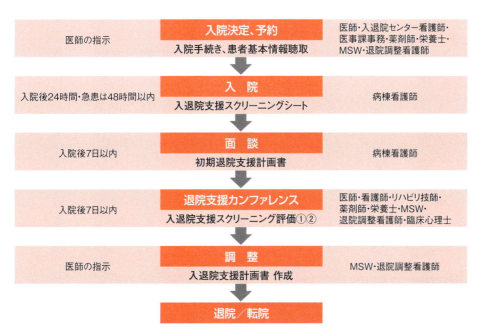

図3-13　退院調整の流れ

（https://kyusyu.jcho.go.jp/退院支援・調整チーム/より改変）

③必要に応じて退院後の施設の担当者や在宅療養においては訪問看護師やケアマネジャーと患者・家族との面接などがある。

④入院時情報と入院中の記録、カンファレンスの内容などは 退院サマリー としてまとめる。それを活用し、患者・家族のニーズに合った看護を 継続 して提供する。

■ 引用文献

1）日本看護科学学会看護学用語集検討委員会第9.10期：看護学を構成する重要な用語集、平成23年6月24日、
http://plaza.umin.ac.jp/jans/iinkai/yougo/pdf/terms.pdf

2）日本看護科学学会看護学用語集検討委員会：看護行為用語の定義一覧、jans.umin.ac.jp/iinkai/yougo/defi_4.
html、2018年10月1日検索

3）宇都宮宏子・三輪恭子 編：これからの退院支援・退院調整　ジェネラリストナースがつなぐ外来・病棟・
地域、日本看護協会出版会、2011

第3章 | 4 継続看護と退院計画

過 去 問 題

問1 継続看護について、誤っているのはどれか。　　　　　　　　　　（青森 2018）

1．国際看護師協会（ICN）は、継続看護を「その人にとって必要なケアを、必要なときに、必要なところで、適切な人によって受けるシステムである」と定義している。

2．継続看護のために、入院中に行った看護の内容が詳細に分かるように、看護計画用紙をそのままコピーして渡す。

3．近年は在院日数の短縮化により、医療処置を必要とする状態のまま退院になるケースも多いため、継続看護の重要性が増している。

4．在宅療養に向けた退院支援は、看護師や医師、メディカルソーシャルワーカー（MSW）などが連携して行う。

[　　　　　　]

問2 クリニカルパスについて、誤っているのはどれか。　　　　　　　（奈良 2018）

1．入院治療を効率よく行うために活用する。

2．標準的な治療スケジュールである。

3．医療者のみが活用するツールである。

4．入院中の経過を理解しやすくする。

[　　　　　　]

問3 継続看護について、誤っているのはどれか。　　　　　　　　　　（山口 2018）

1．その人にとって必要なケアを引き継ぐことである。

2．医療施設と地域の保健機関との連携も継続看護の1つである。

3．退院計画は退院が決定したら立案する。

4．退院指導は患者や家族が安心して生活できるように行う。

[　　　　　　]

問4 退院に向けた支援について、適切でないのはどれか。　　　　　　（佐賀 2018）

1．実現可能な療養方法を選択する。

2．退院指導は、退院後に必要な治療や看護が滞りなく継続できるように行う。

3．退院計画は、退院日が決定してから立案する。

4．退院計画にかかわるのは、看護師を含むヘルスケアチーム全員である。

[　　　　　　]

さくいん

数字・欧文

3-3-9度方式	38
6R	43、77、146
AED	118、150
CPR	150
CTZ	121
GCS	38、135
GHQ	19
ICF	13、20
ICU	151
JCS	38、135
MSW	157
NPUAP	59
PEG	82
POS	38
QOL	13、148
WHO	12、13

和文

◆あ行◆

アクシデント	43
アシドーシス	120
アセスメント	39
アドヒアランス	146
アドボカシー	18
アルカローシス	120
アルマ・アタ宣言	12
安静療法	145
罨法	83
安眠への援助	56
アンリー・デュナン	19
医原性便秘	126
意識	38
意識障害	39、108、110、118、122、134、135
衣生活	55
胃洗浄	88
痛み	132
痛みの評価スケール	133

一次救命処置	150
一時的吸引法	85
一時的導尿	84
医療事故防止	43
医療廃棄物	76
インシデント	43
ヴァージニア・ヘンダーソン	8
衛生的手洗い	74
腋窩検温	33
エリクソン	10
エンゼルケア	111
黄疸	127
嘔吐	121
悪寒	79、131、132
悪心	121
オタワ憲章	13
温罨法	83、132

◆か行◆

咳嗽	118
回復期	108
ガウンテクニック	76
化学感受引き金帯	121
喀痰	118
喀痰検査	71
拡張期血圧	37
隔離	75
ガス交換	36
感覚障害	133
環境調整	52
看護過程	40
看護記録	38
看護記録の保存	40
看護師の倫理綱領	18
看護職者の欠格事項	17
看護診断	41
看護と法	16
看護の概念	8
看護の対象	8、9、18、108、156
看護理論	8、41
看護倫理	18
肝細胞性黄疸	128

観察	32	欠格事由	17
巻軸帯	86	血管の障害	116
肝性浮腫	130	血小板の異常	116
感染経路	74	下痢	126
感染予防	73	健康増進法	14、15
浣腸	84	健康日本21	15
関連痛	132	言語的 コミュニケーション	32
危機モデル	11、22	権利擁護	18
器質性便秘	126	口腔ケア	58
機能性便秘	126	口腔検温	33
基本的ニード	8、9、60、145、148	交差適合試験	79
基本的欲求段階論	9	高張性脱水	128
客観的 情報	32、39	項部硬直	135
吸引	85	コーピング	11
救急処置	150	ゴールドマークレポート	19
急性期	108	呼吸	36
キューブラー・ロス, E.	11、12	呼吸が楽になる 姿勢	121
救命の連鎖	150	呼吸困難	120
胸腔穿刺	87	呼吸数と深さの異常	36
胸腔ドレナージ	86	呼吸リズムの異常	36
胸骨圧迫	118	国際看護師協会	18
業務独占	17	国際生活機能分類	13、20
局所性浮腫	130	国際赤十字	19
筋肉内注射	78	個人防護具	76
空気感染	74	骨髄穿刺	88
口すぼめ 呼吸	121	骨髄抑制	147
グラスゴーコーマスケール	38、135	コミュニケーション	32
グリーフケア	111	誤薬防止	43
クリティカルパス	41	コロトコフ音	37
車いす	53	混合性脱水	129
車椅子	53	コンプライアンス	146
クロスマッチ	79		
経管栄養法	82		
継続看護	156	◆さ行◆	
経鼻胃管栄養法	82	サーカディアンリズム	56
経皮的動脈血酸素飽和度	36	災害看護	44
頸部前屈位	60、123	採血部位	73
痙攣性便秘	126	採血法の特徴	72
血圧	36	嗄声	123
血液凝固・線溶の異常	116	酸素吸入	80
血液検査	72	肢位	42
血液分布異常性ショック	117	シーツ交換	52
		弛緩性便秘	126

自己血輸血	79
死後の処置	111
支持基底面	43
シスター・カリスタ・ロイ	8
姿勢	41
持続的吸引	86
持続的導尿	84
市町村保健センター	14
室温	52
疾病の予防	13
死の受容過程	12
心肺蘇生法	150
ジャパンコーマスケール	38、135
収縮期血圧	37
集中治療室	151
終末期	110
主観的 情報	32、39
手術療法	148
出血傾向	116、147
出血の特徴	116
ジュネーブ条約	19
循環血液量減少性ショック	117
准看護師制度	16
ジョイス・トラベルビー	9
消毒	74
静脈性浮腫	130
静脈内注射	78
照明	52
食事介助	60
食事療法	145
褥瘡	59
助産所	15
ショック	117、134
ショック体位	118
除脳硬直	135
除皮質硬直	135
心外閉塞・拘束性ショック	117
心原性ショック	117
人生の質	13
腎性浮腫	130
心臓性浮腫	130
身体拘束	43

身長測定	70
深部痛	132
診療所	15
診察の介助	70
診療用具とその取り扱い	73
髄膜刺激症状	135
睡眠	56
スクイージング	119
スタンダードプリコーション	73
ストレス	11、13、126、146
ストレッチャー	54
スライディングボード	54
生活習慣病	15
生活の質	13、75
清潔援助	57
精神療法	149
成長と発達	10
成分輸血	79
世界保健機構	12
咳中枢	118
接触感染	74
セットポイント	131
セリエ	11
セルフマネジメント	110
全血輸血	79
全身清拭	58
全身性浮腫	130
全人的苦痛	110
洗髪	58
専門看護師	17
戦慄	131、132
騒音	52
卒後教育	17

◆た行◆

体位	41
体位ドレナージ	119、120
体位変換	43
退院計画	156
退院サマリー	158
退院支援カンファレンス	157
体温	33

体温測定の方法	34	ノンレム 睡眠	56
体温調節中枢	131		
体重測定	71	**◆ は行 ◆**	
体性痛	132	パーソナルコミュニケーション	32
脱水	128	バイオハザードマーク	76
多尿	125	肺活量	71
チアノーゼ	120	排泄の援助	61
地域包括ケアシステム	16	バイタルサイン	33
注射法	78	排尿障害	61、124
中心静脈栄養法	82	排便障害	126
中枢性嘔吐	121	ハヴィガースト	10、20
直腸検温	34	発熱	131
直腸性便秘	126	パトリシア・ベナー	9
杖歩行	5	パルスオキシメーター	36
低圧胸腔内持続吸引	86	反射性嘔吐	121
低張性脱水	128	皮下注射	78
てこ	43	引きこもり	136
点滴静脈内注射	78	非言語的コミュニケーション	32
等張性脱水	128、129	皮内注射	78
導尿	84	飛沫感染	74
トータルペイン	110	ヒヤリ・ハット	43
トリアージ	44、150	病衣	55
トルク	43	病院	15
トレンデレンブルグ 体位	82	表在痛	132
ドロセア・E. オレム	8	病室の床面積	52
		標準予防策	73
◆ な行 ◆		病床環境	52
内臓痛	132	ヒルデガード・E. ペプロウ	9
Na欠乏性脱水	128	貧血	115
二次救命処置	150	頻尿	125
日本看護協会	18	不安	135
日本国憲法	12	フィンク	11
日本語版ブレーデンスケール	59	フォーカスチャーティング	38
日本赤十字社	19	腹囲測定	71
入浴	57	腹腔穿刺	88
尿検査	71	腹式 呼吸	121
尿失禁	61、125	不顕性黄疸	127
尿閉	84、125	浮腫	115、124、125、129、130、131
尿路感染	125	プライマリヘルスケア	12、14
認定看護師	17	ブラウンレポート	20
熱型	33	フロイト	10
ネブライザー	79、119	フローシート	39

163

フローレンス・ナイチンゲール	8	腰椎穿刺	88
噴霧吸入	79	抑うつ	135
閉塞性黄疸	128	抑制	43
ベッドメーキング	52	与薬の実際	77
ヘルスプロモーション	13		
便検査	71		

◆ ら行 ◆

便秘	62、126	ラルザス	11
報告	40	リハビリテーション	14
放射線療法	148	リハビリテーション期	108
包帯法	86	良肢位	42
乏尿	124	臨床検査	149
保健師助産師看護師法	16	リンパ性浮腫	130
保健所	14	冷罨法	83、132
保健医療福祉の場	15	レム 睡眠	56
歩行介助	54		
ボディメカニクス	42		
ホメオスタシス	11、128		

◆ ま行 ◆

マーサ・E. ロジャーズ	8
マスコミュニケーション	32
マズロー	3、9、41
慢性期	109
水欠乏性脱水	128、129
看取りの援助	110
脈拍	34
脈拍の異常	35
無菌操作	75
無尿	124
名称独占	17
滅菌	74
滅菌手袋	76
メディカルソーシャルワーカー	157

◆ や行 ◆

薬物の管理	77
薬物の準備	77
薬物の体内動態	146
薬物療法	146
輸液療法	147
輸血	79
溶血性黄疸	127、128

● MEMO ●

● MEMO ●

新訂版
ニューワークブック基礎看護
看護概論 / 基礎看護技術 / 臨床看護概論

著　者	牧野由加里　永岡由紀子
発行人	中村雅彦
発行所	株式会社サイオ出版
	〒101-0054
	東京都千代田区神田錦町 3-6　錦町スクウェアビル 7 階
	TEL 03-3518-9434　FAX 03-3518-9435

カバーデザイン	Anjelico
DTP	マウスワークス
本文イラスト	日本グラフィックス、渡辺富一郎
印刷・製本	株式会社朝陽会

2019 年 7 月 25 日 第 1 版第 1 刷発行　　ISBN 978-4-907176-74-7　　Ⓒ Yukari Makino

●ショメイ：シンテイバンニューワークブックキソカンゴ

乱丁本、落丁本はお取り替えします。

本書の無断転載、複製、頒布、公衆送信、翻訳、翻案などを禁じます。本書に掲載する著者物の複製権、翻訳権、上映権、譲渡権、公衆送信権、通信可能化権は、株式会社サイオ出版が管理します。本書を代行業者など第三者に依頼し、スキャニングやデジタル化することは、個人や家庭内利用であっても、著作権上、認められておりません。

JCOPY ＜(社)出版者著作権管理機構 委託出版物＞

本書の無断複写は著作権法上での例外を除き禁じられています。複写される場合は、そのつど事前に、(社)出版者著作権管理機構（電話 03-3513-6969、FAX 03-3513-6979、e-mail: info@jcopy.or.jp）の許諾を得てください。